1. Auflage: Juni 2017

Umschlagfoto:
www.shutterstock.com

Umschlaggestaltung:
Robert Hoffmann-Lohse
www.sonicduck.de

ISBN: 9781521566497

www.inspiriere.de

Beine hoch und los

Stärker und entspannter leben statt auszubrennen.

Johannes Schulte

Inhalt

1. Deine Geschichte, die andere inspiriert 7

2. Meine Geschichte und drei Fehler,
die mich in den Burnout zogen 11

3. Mein Burnout
und wie ich wieder auf die Beine kam 22

4. Lebensqualität ist kein Zufallsprodukt 35

5. Cinemaxx Mental – Deine Geschichte
wird in deinem Kopf produziert 44

6. Vision - der wesentliche Faktor
für deine starke Geschichte 56

7. Warum Ziele gefährlich sein können 61

8. Wie du eine Persönlichkeit
mit Profil wirst 66

9. Der Trick für eine
starke Persönlichkeit 70

10. So wirst du charakterstark 81

11. So kannst du beruflich
erfolgreicher werden 85

12. Wie du entspannt lebst
und Leuchtkraft besitzt 96

13. Wie du brennst statt ausbrennst 105

14. Die besten Tankstellen für viel Energie 117

15. So gestaltest du deine Zukunft 127

16. So lebst du wirklich reich 138

17. Jetzt geht's los 148

Anhang: Übersicht 152

Meiner lieben Ehefrau
und gleichzeitig besten Freundin
gewidmet.

Und unseren zwei Töchtern,
die uns so viel Freude machen.

1

Deine Geschichte, die andere inspiriert

Der Vogel wurde langsam müde.

Also landete er auf einer Wiese, um sich im frischen Gras von seinem Flug auszuruhen.

Als er still dasaß, merkte er, dass es so ganz ohne Bewegung doch recht kalt war. Während er also frierend im frischen Gras saß, schlenderte eine Kuh heran. Sie stellte sich über den kleinen Vogel und machte doch tatsächlich ihr großes Geschäft direkt über den kleinen Kameraden. Anders ausgedrückt: Sie begrub den Vogel unter Kuhschei ; ach nennen wir es lieber Dreck.

Erst regte der Vogel sich furchtbar auf. Wie kann die Kuh nur! Was für eine Dreistigkeit! Aber dann merkte er, dass es im frischen Kuhdreck doch recht warm und angenehm war. Er fror plötzlich nicht mehr. Wohlig und gemütlich fing er an, in dem Haufen ein Lied zu pfeifen.

Das wiederum hörte eine Katze, die gerade in der Nähe war. Die Katze schlich sich an den Dreckhaufen, grub den kleinen Vogel aus und fraß ihn auf.

Vier Dinge können wir aus dieser Geschichte lernen:

1. Nicht jeder, der uns mit Dreck beschmeißt, ist automatisch unser Feind.

2. Nicht jeder, der uns aus dem Dreck zieht, ist unser Freund.

3. Manchmal, wenn wir tief im Dreck stecken, ist es besser, die Klappe zu halten.

4. Aus jeder, aber wirklich aus jeder Geschichte kann man noch etwas lernen.

In diesem Sinne freue ich mich, dass du dieses Buch in den Händen hältst und bereit bist für Geschichten. Denn diese wirst du in diesem Buch finden. Meine eigene Geschichte. Andere Geschichten. Und dazu alle möglichen Impulse und Inspirationen für deine eigene Geschichte.

Jawohl, es geht im Grunde hauptsächlich um deine Geschichte. Denn diese ist die für dich wichtigste Geschichte.

Egal, wo du dich gerade befindest und in welcher Lebenssituation du steckst. Ob im Dreck oder in der Luft. Auf jeden Fall willst du deine Geschichte stark weiterschreiben. Du willst nicht länger als nötig im Dreck stecken. Nein, du willst viel mehr entspannt die Reise deines Lebens fortführen. Ja, im Grunde auch ein Stück Geschichte schreiben. Zumindest so ein bisschen. Eine Geschichte, die du selbst im Rückblick immer wieder gerne liest. In Erinnerung behältst. Als Reichtum empfindest. Und eine Geschichte, die auch andere Menschen inspiriert, ermutigt oder auch mal ganz zart in den Allerwertesten tritt. Deshalb gibt es dieses Buch.

In den folgenden Kapiteln werde ich dir nicht nur meine eigene Geschichte erzählen, sondern dir auch viele Impulse mitgeben, die mir selbst geholfen haben. Die Inhalte sind weder neu noch revolutionär. Vieles kennst du vielleicht schon längst. Aber hier liest du es noch einmal mit anderen Worten. Durch andere Illustrationen und Geschichten.

Auch ist das Buch keine vollständige Abhandlung all dessen, was du zum Thema wissen solltest. Es ist eher eine Unterhaltung, die wir in einer ruhigen Stunde führen. Und bei all dem lernen wir uns ein bisschen persönlich kennen. Naja, zumindest lernst du mich etwas besser kennen. Obwohl es natürlich noch so viel anderes zu erzählen gäbe. Auf den Seiten erwähne ich zum Beispiel eher selten, was mir neben diesen Themen noch alles so wichtig ist. Und dazu gehört zum Beispiel meine Begeisterung für die Bibel.

Jawohl, ich oute mich hier als Christ. Und ich bin stolz darauf. Ohne meinen Glauben wäre meine Geschichte mit Sicherheit ganz anders verlaufen. Meine Beziehung zu Gott gehört einfach zu mir wie meine graugrünen Augen. Nun ja, es gibt da einen Unterschied. Über meine Augenfarbe könnte ich mich nicht begeistert auslassen. Blau wäre auch ganz schön. Aber mein Glaube weckt dagegen Leidenschaft in mir.

ABER trotzdem ist dies hier kein religiöses Buch. Du wirst hier nicht viele theologische Statements lesen oder gar das Gefühl haben, ich will dich von irgendetwas überzeugen. Trotzdem möchte ich, dass du weißt, wer ich bin und was mir wichtig ist. Einfach nur so. Ich will schließlich authentisch sein. Nichts verstecken.

Noch eines sollst du wissen: Dies ist das erste Buch, das ich geschrieben habe. Du wirst Fehler finden. Unpervektheit. :) Und sicher wirst du das eine oder andere vermissen.

Aber dann wirst du dich daran erinnern, dass du ein sehr verständnisvoller Mensch bist. Ein Mensch, der sich seiner eigenen Fehler bewusst ist. Und deshalb geduldig und freundlich mit anderen bleibt. Dafür danke ich dir jetzt schon. Danke, dass du dich auf eine gemeinsame kleine Reise mit mir einlässt. Eine Reise, auf der du immer wieder mal eine kleine Perle findest, die du in dein eigenes Reisegepäck steckst.

Eine Geschichte, die dich angesprochen hat.
Ein Impuls, der dich zum Nachdenken bringt.
Ein Tipp, den du praktisch umsetzen willst.

Mein aufrichtiger Wunsch ist es, dass du von diesem Buch profitierst. Inspirierst wirst. Und dadurch deine eigene Geschichte noch stärker und entspannter weiterschreibst.

Also, Beine hoch und los.

2

Meine Geschichte und drei Fehler, die mich in den Burnout zogen

Vor mir ein herrlicher Ausblick.

Über Kopfhörer genieße ich ruhige Gitarrenmusik. In der obersten Etage der Uni-Bibliothek sitze ich hier am Fenster und schreibe. Es geht mir dabei so gut. Aber das war nicht immer so.

Vor einigen Jahren noch kämpfte ich mich durch das Leben, saß mehr in Wartezimmern als in Bibliotheken und wusste nicht, ob es mir je wieder gesundheitlich gut gehen würde. Zum Glück war das letzte Kapitel noch nicht geschrieben. Die Geschichte hat eine gute Wendung genommen und eine Richtung eingeschlagen, die motiviert. Hoffentlich auch dich. Deshalb erzähle ich sie nämlich.

In diesem Kapitel will ich ein paar kleine Fenster öffnen, um einen Blick in meine Geschichte zu werfen. Dabei schreibe ich von drei fundamentalen Fehlern, die dazu führten, dass ich 2006 zusammenbrach und anschließend nichts mehr so war wie vorher.

Stell dir vor, wir sitzen uns jetzt gegenüber. Dann würde ich dir eine leckere Praline von Ferrero überreichen. Während du sie auf der Zunge zergehen lässt, würde ich dir einen Satz von Paracelsius zitieren: „Ob etwas Gift oder Medizin ist, hängt von der Dosis ab."

Die Dosis macht den großen Unterschied aus. Nicht nur, ob etwas Gift oder Medizin ist, sondern auch, ob etwas schmeckt oder nicht. Die Praline schmeckt dir (hoffentlich), weil sie die ideale Mischung an Zutaten enthält.
Genauso auch mit unserem Leben.

Ob uns das Leben schmeckt oder nicht, hängt von der Mischung ab. Eine Mischung aus Erfahrungen, Gedankenmustern, Gewohnheiten, Aufgaben, Persönlichkeitsmerkmalen und vielen anderen Zutaten. Ob uns das Leben schmeckt oder nicht hängt davon ab, WAS wir integriert haben und WIEVIEL davon.

Warum schreibe ich das?

Nun, du liest gleich ein paar Ausschnitte aus meiner Lebensgeschichte. Aber im Grunde ist dir meine Geschichte ja egal. Dafür habe ich sogar vollstes Verständnis. Denn viel wichtiger ist doch DEINE Story. Zumindest für dich. Und hier kommt das Gute: Du kannst aus meiner Geschichte etwas lernen, was du für deine Geschichte nutzen kannst. Warum die Fehler selbst machen, wenn man doch andere als abschreckendes Vorbild nehmen kann?

Mein Wunsch ist es deshalb, dass dir diese Zeilen als Inspiration dienen, um deine Geschichte positiver weiterzuschreiben. Am besten ohne die Umwege, die ich genommen habe. Trotzdem wirst du sicher einiges lesen, bei dem du denkst: „Das kenne ich doch selbst". Deshalb ist auch das Zitat so wichtig. Denn die Frage ist nicht, ob du diese Dinge aus deinem eigenen Leben kennst oder nicht, sondern wieviel davon.

Die Heldenreise oder so ähnlich

Es war im Januar 1999. Mit 26 Jahren hatte ich mich entschieden, ein Jahr in London zu leben. Mit fünf anderen jungen Männern aus fünf verschiedenen Ländern zog ich in eine WG.

Fünf harte Jungens aus fünf Nationen.
In einer millionenschweren Weltstadt.
Vor uns ein Jahr voller Abenteuer.

Was tat ich am ersten Tag? Ich zog mir die Jacke an, suchte die nächste öffentliche Telefonzelle auf und wählte eine mir bekannte Nummer. Als sich am anderen Ende jemand meldete, sagte ich: „Mama? Bist du das, Mama? Ich vermisse euch. Ich hab ja sooooo ein Heimweeeeehh!"

Mensch, ist das peinlich! Mit 26 Jahren. Nur ein Land entfernt.

Und ich hatte Heimweh.

Es fällt mir schwer, es zuzugeben. Aber ich war als Kind ein Weichei. Und auch als junger Erwachsener hatte ich noch nicht viele Merkmale einer halbwegs gestärkten Persönlichkeit. Zum Glück ist die Geschichte hier nicht zu Ende. Das Jahr verlief hervorragend. Ich lernte mich neu kennen und ja, ich könnte auch von einigen Triumphen erzählen.

Am Ende des Jahres ging es mit einem Koffer voller Erfahrungen und persönlicher Wachstumsschübe zurück nach Deutschland. Aber nur, um nach zwei Wochen weiter in den Libanon zu fliegen. Dort sollte ich die nächsten sechs Monate verbringen. Eine spannende Zeit, in der ich wieder einige Schritte heraus aus meiner Komfortzone machte.

Warum dieses erste Fenster in mein Leben?

Es soll vor allem Mut machen. Mut für alle, die sich ebenfalls nicht als Helden sehen und sich eher danach fühlen, nach Mutti zu rufen als sich Mut zuzurufen. Wir müssen keine Helden sein, um mit unserem Leben eine lesenswerte Geschichte zu schreiben. Das sage ich mir in erster Linie selbst, denn ich gehöre definitiv nicht zu den geborenen Helden.

Aber das müssen wir auch nicht. Wir brauchen einfach nur Schritt für Schritt nach vorne zu gehen. Ob mit Angst oder mit Antizipation. Ein kleines bisschen von der Zutat „Weiterentwicklung" reicht schon aus. Solange diese Zutat im Kuchen ist, wird das Leben meiner Meinung nach immer besser schmecken.

Weiter zu zweit

Nach sechs spannenden Monaten im Libanon zog ich wieder für zwei Jahre nach England, um dort Theologie und Kulturen zu studieren. Eine klasse Zeit. In England traf ich auf eine wunderbare Frau aus Singapur. Eine tolle Frau. So anders als viele andere. Aus einer völlig anderen Kultur. Und doch hatten wir viele Gemeinsamkeiten. Außer vielleicht das gute Aussehen. Das hatte nur sie. Auf jeden Fall heirateten wir gegen Ende meiner Studienzeit und zogen nach Deutschland.

Zwei unfertige Persönlichkeiten.
Zwei völlig verschiedene Kulturen.
Zwei gegensätzliche Erwartungen.

Es war offensichtlich – wir brauchten Zeit. Viel Zeit, um unser Leben erst einmal gemeinsam zu ordnen und zu lernen, unsere zwei Kulturen in ein gemeinsames Leben zu integrieren. Und genau an dieser Stelle kommt mein erster dicker Fehler.

Der Schock in den Flitterwochen

Jetzt lasse ich aber wirklich die Hosen runter. Warum auch nicht? Ich habe mir für dieses Buch nämlich vorgenommen, radikal ehrlich zu sein. Warum etwas besser darstellen, als es ist? Das hilft schließlich keinem.

Also, meine Frau und ich hatten uns in London kennengelernt. Allerdings hatten wir in London gerade mal ganze zwei Wochen für diese wichtige Phase. Zwei Wochen! Anschließend ging es für sie wieder zurück nach Singapur. Danach waren nur noch E-Mails und ein paar Anrufe angesagt. Und zwar zwei Jahre lang. Anschließend ging es ganz schnell. Sie kam nach Deutschland, wir verlobten uns, und ein paar Monate später sprangen wir mit der Hochzeit rein in das Wasser des Ungewissen. Kurz gesagt:

Wir liebten beide das Risiko.
Wir waren irgendwie auch ein bisschen verrückt.
Und wir kannten uns kaum.

Die Flitterwochen sollten diesen letzten Punkt allerdings ändern. Denn jetzt lernte meine Frau mich besser kennen. Aber leider nicht von der besten Seite.

Denn meine Reisetaschen waren tatsächlich gefüllt mit Büchern. Ja, mit Büchern. Für mich bedeuteten Flitterwochen: in Ruhe lesen. Viel lesen. Und ab und zu auch mal ein gutes Gespräch führen. Klar, das war auch wichtig. Man kann schließlich nicht die ganze Zeit lesen.

Meine Frau dagegen hatte hier anscheinend falsche Prioritäten. Sie wollte doch tatsächlich ganz viel Zeit mit mir verbringen. Reden. Vielleicht ab und zu mal etwas lesen. Aber hauptsächlich reden und gemeinsam Zeit verbringen. Im Nachhinein schäme ich mich dafür, dass ich völlig falsche Absichten für die so wichtige Zeit unserer Flitterwochen hatte. Aber so war es leider: Ich habe meiner Ehe von Anfang an nicht die Wichtigkeit eingeräumt, die ihr zustand.

Von Beginn an setzte ich die Prioritäten falsch. Oder um beim Bild des Rezeptes zu bleiben: Der Kuchen hatte eindeutig zu wenig von der wirklich wichtigen Zutat: meiner Ehe. Das war also mein erster dicker Fehler: Zu wenig Zeit für das wirklich Wichtige im Leben! Wie hart muss das für meine liebe Frau gewesen sein. Tatsächlich musste ich in den kommenden Jahren beobachten, wie meine Frau langsam wie eine verwelkende Blume fast einging. Sie weinte viel. Wurde depressiv. Fühlte sich vernachlässigt. Und ich? Ich hatte nicht viel Zeit für sie. Denn ich musste schließlich die Welt retten.

Nur noch kurz die Welt retten

Zurück aus den Flitterwochen starteten wir nämlich direkt damit, die Welt zu retten. Es war aufregend. Am Anfang waren wir auch beide voll Feuer dabei. Wir fingen damit an, eine kleine Organisation zu gründen. Erst das Planen, Aufsetzen von Strategien, Aufbauen eines Netzwerks. Und dann ging es weiter mit dem Zusammenstellen des Teams.

Der Zweck der Organisation war es, den vielen Flüchtlingen im Land zu helfen. Deutsche und Flüchtlinge zusammenzubringen. Aktionen für und mit ihnen zu organisieren. Es ging uns darum das auszuleben, was man an vielen Stellen in der Bibel nachlesen kann: Liebt den Fremden. Kümmert euch um diejenigen, die in Not sind.

Wir wollten also unseren christlichen Glauben praktisch leben. Alles dransetzen, damit wir nicht nur fromm reden, sondern auch dementsprechend handeln. Eigentlich eine ganz gute Sache, oder? Ja, ich bin immer noch der Meinung, dass wir ziemlich arm dran sind, wenn wir nur für uns reich werden wollen. Und dass unser Leben echt reich und stark ist, wenn wir einen guten Beitrag leisten. Aber wie so oft kommt es eben auf die Dosis an. Ob etwas Gift oder Medizin ist, hängt von der Dosis ab.

Zurück zu unseren Ambitionen

Oft saßen wir bis nachts im Büro, um noch eine Präsentation fertigzustellen. Wir hatten ja Großes vor. Denn wir wollten die Welt retten. Naja, nicht die ganze Welt. Aber doch die Welt vieler Menschen in Not. Dass wir dadurch kaum Zeit für unsere Ehe hatten, das musste eben in Kauf genommen werden. Zumindest sah ich das so. Meine Frau hatte da etwas andere Ansichten. Aber gut, Frauen eben. So dachte ich Dummkopf zumindest.

Mit der Zeit wurde das Team immer größer. Die Aufgaben wuchsen. Und im Bauch meiner lieben Frau wuchs ebenfalls etwas heran. Das erste Mädchen war schnell geboren. Und somit hatte meine Frau nun an zwei Fronten zu kämpfen, das Neugeborene und die Unterstützung beim Aufbau der Organisation. Und das alles in einer fremden Kultur, die so ganz anders mit Schwangerschaft umging, als die Kultur meiner Frau. Die überhaupt mit allem so ganz anders umging.

Zwei Jahre später erblickte unsere zweite Tochter das elektrische Licht des Hagener Krankenhauses. Was war das für eine aufregende Zeit. Zwei süße Mädchen. Eine kleine Familie. Und keine Zeit für sie.

Bevor du denkst, ich hätte überhaupt keine Zeit mit der Familie verbracht, will ich schnell etwas erklären. Natürlich habe ich das. Mein Büro war in unserer Wohnung. Ich verbrachte neben dem Reisen, Netzwerken und den Meetings viel Zeit zu Hause.

Aber ich war kaum anwesend.

Dies ist ein großer Unterschied. Wir können vor Ort sein, und doch nicht wirklich anwesend sein. Wir können Zeit mit lieben Menschen verbringen, aber in Gedanken ganz woanders aktiv sein. So war es bei mir. Sogar beim Einkaufen hatte ich meinen Notizblock dabei, um die ach so wichtigen Gedanken und Pläne aufzuschreiben. Ich war immer beschäftigt. Plante die nächste Aktion, bereitete die morgige Sitzung gedanklich vor oder unterhielt mich in Gedanken mit dem schwierigen Mitarbeiter, den ich nächste Woche sprechen würde. Ich war oft bei der Familie, aber ich war nie wirklich da.

Mittlerweile waren regional über 45 ehrenamtliche Mitarbeiter aktiv in unserem Team. Sie opferten ihre Wochenenden und Abende für diese Arbeit. Und so war auch ich oft abends und am Wochenende unterwegs, um Sitzungen zu halten oder neue Projekte durchzuorganisieren. Zusätzlich grübelte ich mit anderen klugen Köpfen in überregionalen Meetings, gründete ein deutschlandweites Netzwerk und durfte als deutscher Repräsentant innerhalb eines weltweiten Netzwerkes auch schon mal in den Flieger steigen. Es war alles so herrlich aufregend.

Gleichzeitig weinte sich meine Frau immer öfter in den Schlaf.

Sie war mit unseren beiden Töchtern oft alleine, fühlte sich (zurecht!!) absolut vernachlässigt. Ihr Ehemann, für den sie extra nach Deutschland gezogen war, hatte keine Zeit für sie. Und wenn er zu Hause war, dann hatte er keine Kraft, um sie zu trösten und ihr zur Seite zu stehen. Denn wie gesagt sogar zu Hause war ich eigentlich immer abwesend, weil ich mental noch auf einer Sitzung hängen geblieben war oder an einer Rede feilte.

Und dies ist der zweite dicke Fehler: Mein Kuchen enthielt viel zu viel Arbeit. Gar keine Arbeit zu haben oder nie etwas zu tun ist sicher nicht gut. Aber zu viel davon ist ebenfalls ungesund. Und ich hatte definitiv zu viel davon. Ich weiß noch, wie stolz ich oft war, wenn ich in einem Nebensatz erwähnte, was ich gestern Abend noch erledigt hatte. Ja, auf mich war schon Verlass. Ich war eben ein Workaholic. Zum Wohle der anderen. Und ich war stolz darauf.

Das kann ich doch noch im Himmel tun

Der dritte dicke Lapsus, der mich in den Burnout führte, ist im Grunde der Zwillingsbruder des vorigen. Die beiden müssen nicht zwangsläufig im Zweierpack auftreten. Aber wenn sie es tun, dann hinterlassen sie eine Menge Scherben. Wie heißt der Bruder? Es ist der Pausenhasser. Oder anders ausgedrückt: Von dieser Zutat der Pause hatte ich eindeutig zu wenig. Jetzt magst du das Gefühl haben, dass du ein Déjà-vu erlebst. Hatten wir das nicht schon mal? Nein, nicht wirklich. Denn im ersten Fehler ging es um das wirklich Wichtige in meinem Leben: Meine Beziehungen und meine Familie. Ist zwar eine Art Pause, aber der Schwerpunkt liegt doch eher auf etwas anderem.

Zur Erinnerung: Der zweite Fehler war die viel zu viele Arbeit. Diese viele Arbeit kann zwar ungesund sein, aber man hätte sie noch ausgleichen können. So wie man auch beim Kochen das zu viele Salz noch ausgleichen könnte, indem man auch von anderen Zutaten noch mehr hinzugibt. Dann schmeckt man das Salz nicht mehr so stark. Genauso kann auch viel Arbeit ausgeglichen werden. Nämlich mit viel Pausen und Erholung. So wie die Amerikaner sagen: Work hard und play hard. Hart arbeiten und sich dann ausgiebig erholen. Dann schmeckt das Leben auch wieder. Aber ich hatte eben keine Zeit zum Erholen. Ich musste irgendwie immer etwas tun. Mich beschäftigen. Zumindest gedanklich immer aktiv bleiben.

Das Erholen konnte ich schließlich noch tun, wenn ich nach meiner Beerdigung in die neue Welt übergegangen bin. Wenn ich im Himmel bin. Aber doch nicht jetzt.Jetzt im Nachhinein weiß ich, dass es nicht die Zeit war, die ich angeblich nicht dafür hatte. Nein, es war meine Unfähigkeit. In meinem ganzen Leben hatte ich es nicht gelernt, mich auf eine gesunde Art zu erholen. Ja, auf eine produktive Art nichts zu tun. Ich hatte das Nichtstun nicht gelernt. Und das war fatal.

Denn im Nichtstun passiert so viel, was sonst nicht passiert. Wie auch während unseres Schlafens regenerative Prozesse in Gang kommen so passiert auch viel, wenn wir bewusst nichts tun. Einfach nichts tun. Es wäre zu viel, in diesem Kapitel auf die medizinischen und hochwirksamen Vorteile des Nichtstun einzugehen.

Auf diesen Seiten wollte ich dir erst einmal meine drei größten Fehler bekennen. Dass die Ursachen für mein Verhalten und meinen Lebensstil viel tiefer lagen und wir hier noch viele Seiten füllen könnten, das ist dir wahrscheinlich klar. Aber schon aus diesen kurzen Ausschnitten meiner Geschichte können wir etwas lernen und Dinge tun, die unsere Geschichte besser und lesenswerter machen:

1. Es kommt auf die Menge und Mischung der Zutaten an.

Ob uns das Leben schmeckt oder nicht, hängt davon ab, was und wieviel wir in unserem Leben haben. Eine gute Übung ist es, sich einmal eine Stunde Zeit zu nehmen und die eigenen Zutaten aufzuschreiben. Was habe ich gerade in meinem Leben? Und wieviel davon? Wie schmeckt mir mein Leben? Und was kann ich an meinem Rezept ändern, sodass es noch besser schmeckt?

2. Nimm dir Zeit für das wirklich Wichtige in deinem Leben.

Was ist so wichtig, dass du es auf keinen Fall vernachlässigen willst? Was kommt dir während des Lesens in den Sinn, das du vielleicht etwas aus den Augen verloren hast und unbedingt wieder einfangen willst? Dann ist jetzt der richtige Zeitpunkt dafür.

3. Arbeite mit Leidenschaft UND mit Grenzen.

Wenn ich zu viel des Guten habe, dann kann die Medizin zum Gift werden. Vielleicht ist dieses Kapitel ein kleiner Anstupser, um über dein Verhältnis zur Arbeit nachzudenken? Hast du zu viel davon? Oder zu wenig?

4. Steigere deine Produktivität durchs Nichtstun.

Wenn wir bewusst das Nichtstun lernen, dann passieren Dinge, die sonst nicht passiert wären. Warum dieses Kapitel nicht einfach mal nutzen, um dir eine zweistündige Auszeit einzuplanen?

Einfach mal bewusst nichts tun.

Einfach mal die Beine hochlegen.

3

Mein Burnout und wie ich wieder auf die Beine kam

Hinfallen ist nicht das Schlimmste. Liegenbleiben ist wesentlich schlimmer. Damit dies nicht passiert, erzähle ich dir hier den zweiten Teil meiner Geschichte.

Ich leitete also voller Leidenschaft die Organisation, die ich gegründet hatte. Mitarbeiter waren voller Feuer dabei. Ich arbeitete, was das Zeug hielt. Dabei vernachlässigte ich gnadenlos meine Familie. Und ich hatte eindeutig zu wenig Pausen für mich selbst. Ein Rezept, das weder schmeckte noch gesund war. Und langsam merkte ich, wie der Burnout an die Tür klopfte. Oder sagen wir, ich hätte es gemerkt, wenn ich wirklich mal hingehört hätte. Stattdessen ärgerte ich mich nur über den Lärm an der Tür und konzentrierte mich weiter artig auf das Große, und das mit ganzer Leidenschaft.

Bei jedem neuen Projekt war ich immer noch Feuer und Flamme. Aber gleichzeitig merkte ich, dass meine Kräfte weniger wurden.

Die ersten Anzeichen für den Burnout waren körperlich:

- Seit vielen Monaten litt ich bereits unter einer chronischen Gastritis. Oft wachte ich nachts wegen starken Sodbrennens auf und musste mir Maloxan einwerfen, bevor ich weiterschlafen konnte. Aber gut – wer hat heute schon kein Sodbrennen, war mein Reden.

- Aber auch mein Gewicht wollte hier mitreden. Innerhalb von 4 Jahren nahm ich 12 kg zu, was aber auch normal sein kann, wenn die Frau so gut kocht. Ja, an Ausreden hat es mir nicht gemangelt. Und wie gesagt, ein Rezept hat immer mehrere Zutaten. Ein paar mehr Kilo auf der Waage müssen längst nicht heißen, dass die Seele gestresst ist. Aber bei mir waren es eben ungesunde Essgewohnheiten, um die Stress-Symptome zu betäuben.

- Meine Haut zeigte immer schlimmere Ausschläge. Wenn der Stress besonders schlimm war, bekam ich ganz geschwollene Lippen und meine Haut zeigte lauter rote Flecken.

- Das Immunsystem wurde immer schwächer. Viele wichtige Treffen und Veranstaltungen musste ich wegen Krankheit absagen und ich lag immer öfters krank im Bett, weil mich die Grippe wieder uneingeladen besuchte.

- Hinzu kam das Zittern in den Händen und eine unkontrollierbare Unruhe in den Beinen. Diese Unruhe machte mich immer nervöser, besonders wenn ich abends im Bett lag. Oft zuckte ich zusammen, wenn das Telefon klingelte.

Aber auch die emotionalen Anzeichen waren mehr als deutlich:

- Im Gegensatz zu meinem normalerweise eher ruhigen Verhalten wurde ich unangemessen gereizt und unausgeglichen. Ich erinnere mich an mehr als einen Streit mit meiner Frau, in dem ich rasend vor Wut aus der Wohnung lief. Oft brauchte es nur einen kleinen Auslöser, um mich an die Decke gehen zu lassen. Meine arme Frau.

- Hinzu kam, dass Probleme, die vorher ein kleiner Hügel für mich gewesen waren, immer mehr zu unüberwindlichen Bergen wurden. Oft lag ich schlaflos im Bett und grübelte über ein Problem nach, das es eigentlich gar nicht wert war, darüber überhaupt ins Grübeln zu kommen.

- Männer versuchen so etwas zu vergessen aber aus meinem Tagebuch lese ich, dass ich in dieser Zeit oft ohne Grund anfing zu weinen. Es gab keinen nennenswerten Auslöser - ich war einfach nur total erschöpft.

- Sehr stark merkte ich den Burnout dann durch meine abnehmende Leistungsfähigkeit. Ich brauchte immer öfter viel mehr Zeit, um dieselbe Leistung zu erbringen wie vorher. Die gleiche Strecke war so viel anstrengender - so als ob ich nur noch auf einem Bein liefe statt auf beiden.

- Bei alledem war ich immer total müde und abgespannt. Ich erinnere mich, dass ich öfters im Auto saß und eine innere Stimme sagte: „Johannes, du kannst nicht mehr. Du kannst einfach nicht mehr.“

Bei all den Symptomen hätte ich eigentlich längst reagieren sollen. Aber ich fuhr mit ganzer Kraft (die mir noch zur Verfügung stand) weiter. An einem Juniabend 2006 trafen wir uns mit einigen Mitarbeitern, um ein neues Projekt zu besprechen. Wie gewohnt war ich begeistert dabei.

Am nächsten Morgen brach ich unter der Dusche unter Weinkrämpfen zusammen. Ich konnte nicht mehr.

Jetzt konnte ich wirklich nicht mehr!

Nachdem ich aus der Dusche gestiegen war, fuhr ich den ganzen Tag ruhelos durch die Gegend. Ich weinte. Ich fühlte mich so hilflos. Alles war so demütigend. Ich konnte nicht mehr. So schwer es mir auch fiel - ich musste zum Arzt. Der Arzt blickte sofort durch und schrieb mich krank. Diagnose: Burnout.

Ich legte meine Leitungsposition und Ämter nieder, zog mich von fast allen Menschen zurück und brauchte sechs Monate, um wieder einigermaßen auf die Beine zu kommen. Dieser ausgebrannte Zustand und die sechsmonatige Auszeit waren ein enormer Einschnitt in meinem Leben.

Vieles hat sich daraufhin geändert. Manches sofort, aber das meiste Schritt für Schritt. In den ersten Wochen tat ich nicht viel. Mal schlief ich 16 Stunden am Stück, dann blieb ich auch mal 36 Stunden wach, ganz abhängig von den Tabletten, die die Ärzte an mir ausprobierten. Aber die Tabletten halfen in meinem Fall nicht wirklich. Die Beste und für mich hilfreichste Medizin war die genötigte Auszeit, dieses durch den Nervenzusammenbruch erzwungene absolute Nichtstun und die Befreiung von aller Verantwortung.

Mit dem Fahrrad fuhr ich stundenlang durch die Gegend, machte Spaziergänge durch den Wald oder verkroch mich für einen halben Tag in der Bibliothek. Alle paar Wochen ging es zum Arzt. Auch den Psychotherapeuten habe ich aufgesucht. Und für einige Monate eine Nervenärztin konsultiert. Dies waren wertvolle Gespräche, die mir geholfen haben, mich selbst besser zu reflektieren.

Habe ich eine stationäre Behandlung in Betracht gezogen? Auf jeden Fall. Aber in unserem Fall wäre dies nicht so einfach gewesen. Denn nicht nur ich war krank, sondern auch meine Frau war depressiv und sollte mit den Kindern nicht alleine gelassen werden. Deshalb entschied ich mich gegen eine Behandlung im Krankenhaus. Mit der Zeit ging es mir immer besser. Ich verlor 15 kg überflüssiges Gewicht, nahm an Energie zu und fühlte mich wieder besser. Aber dieser Prozess brauchte ein halbes Jahr. Anschließend war der Tank lange noch nicht voll, aber ich war aus dem roten Bereich raus.

An dieser Stelle lass mich eine Zwischenbemerkung einwerfen: Je länger wir nichts gegen einen aufkommenden Burnout unternehmen und je später wir damit anfangen, den Tank wieder aufzufüllen, desto länger dauert es, um wieder voll-fit zu werden. Bei mir hat das Auffüllen eine lange Zeit gebraucht; aber ich hatte auch viele Jahre nichts dagegen unternommen. Egal wie fit und stark du momentan noch bist; es lohnt sich auf jeden Fall immer, HEUTE damit zu beginnen, dass du in mehr Stärke und Entspannung investierst.

Die langfristig beste Medizin für mich war die bewusste Zeit mit mir selbst. Ich meine damit nicht die Zeit, die ich vor dem Fernseher oder PC verbrachte, sondern die Zeit mit mir selbst! Zeiten, in denen ich entweder wirklich NICHTS tat oder Dinge unternahm, die mir gut taten. Zum Beispiel, dass ich über meinen Werdegang nachdachte und überlegte, wie es zum Burnout gekommen war. Anfangs konnte ich dies natürlich noch nicht und ich war froh, wenn ich überhaupt den Müll runterbringen konnte.

Vernünftige Gedanken zu fassen war in den ersten Monaten nicht wirklich möglich. Stattdessen lag ich stundenlang im Bett oder auf dem Sofa. Aber je besser es mir ging, desto mehr Kraft konnte ich aufbringen, um bewusst zu reflektieren. Ich schrieb mir Eindrücke ins Tagebuch, schaute in mein Innenleben, beschäftigte mich mit meinen Glaubenssätzen und inneren Überzeugungen.

Warum ist es zum Burnout gekommen?

Was habe ich getan, gedacht und zugelassen?

Was habe ich nicht getan und übersehen, sodass es zum Burnout gekommen ist?

Was kann ich tun, um in Zukunft solch einen Zusammenbruch zu vermeiden?

Welche Umstände und Denkweisen müssen sich ändern?

Diese Zeiten der Reflektion waren für mich sehr wertvoll. Denn keine Auszeit macht langfristig Sinn, wenn ich anschließend so weitermache wie bisher. Einen Fehler zu machen - das ist menschlich. Einen Fehler mehrmals zu machen - das ist Dummheit. Genauso machen uns auch Erfahrungen nicht automatisch klüger und erfolgreicher. Es sind die reflektierten Erfahrungen, die uns weiterbringen.

Mutig weiter nach vorne

Nach sechs Monaten Auszeit und neuen Erkenntnissen in der Tasche fühlte ich mich stark genug, um wieder ins Arbeitsleben einzusteigen. Mutig übernahm ich wieder die Leitung unserer Organisation und stürzte mich in neue Projekte. Für unser Leitungsteam und auch für mich als Leiter nahmen wir professionelles Coaching in Anspruch. Es wurden ein paar Dinge geändert - sowohl privat als auch beruflich. Und trotzdem waren diese Veränderungen im Nachhinein nicht radikal und nachhaltig genug.

Ja, ich hatte einige Denk- und Verhaltensmuster ansatzweise geändert und war anscheinend auf einem guten Weg. Aber langsam schlitterte ich wieder in alte Gewohnheiten.

Zu dieser Zeit hatte ich neben meiner Leitungstätigkeit noch einen weiteren Job angenommen, und zwar als Hochzeitsredner. Hier konnte ich meine Redner-Leidenschaft für das Begeistern von Menschen noch stärker ausleben und ich war mit Vollblut dabei. Aber trotzdem zog diese Tätigkeit gleichzeitig Energie aus meinem sowieso noch lange nicht gefüllten Tank. Es kam der Punkt, an dem ich mir eingestehen musste, dass mein Energietank schon wieder gefährlich leer war. Meine Burnout-Symptome kamen zurück und manche Heulkrämpfe jagten mir einen gehörigen Schrecken ein. Meiner Frau und mir war schnell klar, dass es so langfristig nicht weitergehen konnte.

Eine wichtige Entscheidung

Und so traf ich eine radikale ENTSCHEIDUNG. Die richtige Entscheidung zu treffen kann der entscheidende Faktor für Erfolg und Misserfolg sein. Ich entschied mich, die Organisation in andere Hände zu übergeben und mich ganz rauszuziehen. Glücklicherweise hatte mich ein guter Freund gefragt, in seiner Firma, einem mittelständischen Unternehmen, mitzuarbeiten. Nachdem ich erst abgelehnt hatte, nahm ich einige Monate später das Angebot doch an und fing 2009 als Marketingbeauftragter in seinem Unternehmen an. Mittlerweile bin ich dort als Personalentwickler tätig und tue das, was meiner Leidenschaft entspricht: in Menschen investieren.

Vor meiner Anstellung machte ich noch eine einjährige Ausbildung zum zertifizierten Personal Coach. Diese integrative Ausbildung gab mir einen großen Werkzeugkasten mit auf den Weg. Mit den vielen guten Einsichten und Coaching-Tools war es mir nun möglich, nicht nur mich selbst stärker zu organisieren, sondern auch anderen Menschen zu helfen.

Jetzt würde ich gerne schreiben: Ende gut, alles gut. Aber so war es nicht. Noch nicht!! Der Druck war durch den neuen Beruf erst einmal komplett rausgenommen. Stress in der neuen Stelle? Sicher, aber trotzdem kein Vergleich mit meiner alten Position als Leiter einer Organisation. In meiner neuen Stelle ging es stressfrei und in einer angenehmen Geschwindigkeit zu. Für die emotionale Stabilität und auch für meine Familie war dies ein wichtiger Schritt nach vorne. Es tat so gut! Deshalb war es auch verwunderlich, dass sich da ein neuer Feind in unser Leben einschlich. Und dieser hieß Krankheit.

Mein Körper wurde schwächer, ich kämpfte mit einem schwachen Immunsystem, schmerzhaften Prostataproblemen, und es passierte noch etwas für mich sehr Tragisches: Ich verlor meine Stimme. Wie das kam? Nachdem ich mich von einer schweren Grippe erholt hatte, hatte ich noch immer keine Stimme. Erst dachte ich mir nichts dabei, aber dann fand ich es doch komisch. Ich ging zum Arzt. Er sagte mir, ich hätte eine Stimmbandlähmung. Die Chance, dass ich wieder sprechen könne, lag bei 50%. Das war ein großer Schock für mich. Gerade als Redner war meine Stimme mein wichtigstes Werkzeug. Es war zum Heulen.

Gott sei Dank ging das Sprechen nach sechs Monaten Logotherapie wieder besser und ich habe mein gesundes Stimmband soweit trainiert, dass ich wieder vernünftig sprechen kann. Auch wenn mir die Stimme ab und zu immer noch mal versagt. Aber ich kann wieder reden. Nun, das waren nur ein paar von mehreren gesundheitliche Herausforderungen, die ich zu bestehen hatte.

Die Arztbesuche wurden in dieser Zeit immer häufiger, aber gleichzeitig stieg auch meine Enttäuschung über die Schulmediziner. Die meisten nahmen sich kaum Zeit. Zeigten kein wirkliches Interesse. Und Lösungen schienen sie auch keine zu haben. Du spürst hier einen gewissen Frust den Schulmedizinern gegenüber. Natürlich kann man sie nicht über einen Kamm scheren, aber trotzdem wusste ich, dass ich hier nicht viel erwarten kann. Also nahm ich die Situation und auch die Verantwortung für meine Gesundheit stärker in meine eigenen Hände. Dem Arzt ist es viel-

leicht egal, ob ich gesund werde, aber mir und meiner Familie ist es nicht egal. Ich war es leid, dass meine Tochter beim Tischgebet sagte: „Bitte Gott mach, dass Papa nicht stirbt."
Nein, das wollte ich nicht. Ich wollte nicht, dass meine Frau irgendwann alleine mit unseren Kindern dasteht, wenn es in meiner Möglichkeit liegt, dies zu verhindern.

Daher unternahm ich diese neuen Schritte:

- Ich besuchte einen Heilpraktiker und ließ mich von ihm einmal richtig durchchecken. Das Geld dafür lohnte sich auf jeden Fall.

- Auch ließ ich einen umfangreichen Nahrungsmittel-Unverträglichkeitstest machen und stellte fest, dass ich gegen viele Nahrungsmittel allergisch reagiere.

- Auf eigene Kosten machte ich eine Kur, um körperlich mehr zu Kräften zu kommen und eine hervorragende Ernährungsberatung in Anspruch zu nehmen.

- Seit dieser Zeit lese ich immer wieder gute Bücher und höre Vorträge von Experten zu Gesundheitsthemen. Ich setzte das Thema Gesundheit auf meine Prioritätenliste und bleibe seitdem dran, mich immer wieder damit auseinanderzusetzen.

Die Folge all dieser hervorragenden Maßnahmen: Ich stellte nicht nur meine Ernährung um, sondern baute weitere sehr wesentliche Elemente in meinen Alltag ein. Dinge, von denen du in den weiteren Kapiteln noch lesen wirst. Langsam aber stetig ging es mir immer besser. Das Fazit kann am besten mit einem Satz zusammengefasst werden, den meine Schwester auf einer Familienfeier sagte: „Alle von uns scheinen älter zu werden, nur Johannes wird immer jünger."

Nun, das ist auch schon wieder ein paar Jahre her. Eben nur eine Bemerkung. So daher gesagt. Aber sie hat mir gut getan. Und sie hat auch gezeigt, dass sogar andere gesehen haben, wie es mir immer besser ging. Und geht.

Ich bin sicher nicht vor jeder Krankheit gefeit. Als Arbeit-Begeisterter weiß ich auch weiterhin um meine Gefahr, auszubrennen oder meine körperlichen Bedürfnisse zu vernachlässigen. Meine Lebensqualität ist auf einer Skala nicht immer ganz oben angesiedelt. ABER es geht mir weitaus besser als viele Jahre zuvor. Ich fühle mich viel fitter, bin auf einem gesunden Weg und habe Einsichten, Erfahrungen und Tools gewonnen, die mich und andere stärker und entspannter machen können. Viele gute Strategien und Tipps haben mir geholfen, dass ich heute stärker und entspannter lebe.

Aber eines hat sich in der ganzen Zeit nicht geändert: Der Wunsch, andere zu inspirieren und einen Beitrag zu leisten, damit auch andere Menschen ihre Geschichte stärker schreiben. Ich bin davon überzeugt, dass Gott uns Menschen als soziale Wesen geschaffen hat. Wir leben als Community, beeinflussen uns gegenseitig, sind voneinander abhängig und bereichern uns selbst, wenn wir es lernen zu geben.

Deshalb diese Geschichte. Sie soll nicht einfach nur erzählen, was ich erlebt habe. Sondern sie soll dir eine kleine Inspiration sein. Wie kannst du von dieser Geschichte profitieren? Ein sehr praktischer Impuls aus diesem Kapitel kann sein, dass du selbst einmal deine persönliche Geschichte reflektierst!

- Welche Phasen hast du bisher in deinem Leben durchlebt?
- Welche Entwicklungen erkennst du?
- Welche Menschen haben dich inspiriert?
- Wie hast du Probleme überwunden?
- Wofür bist du dankbar?
- Wie kannst du deine Geschichte nutzen, um andere zu inspirieren?

Ich bin überzeugt es lohnt sich sehr, einfach mal die Beine hochzulegen und bewusst zu reflektieren.

- Du erinnerst dich an wertvolle Momente und wirst dankbarer.
- Dir wird klar, welche Probleme und Hindernisse du bereits überwunden hast.
- Du wirst vielleicht auch betroffen, weil du noch in einem Kapitel festhängst, das du eigentlich gerne abgeschlossen hättest. Aber auch solch eine Betroffenheit ist manchmal ganz hilfreich.

Dazu eine kurze Geschichte von dem Hund, der stöhnend auf der Veranda des Hauses sitzt, während sein Herrchen im Garten arbeitet. Der Nachbar kommt vorbei und sieht den Hund stöhnen. Interessiert fragt er das Herrchen: „Sag mal, warum stöhnt denn dein Hund so?"

„Na", antwortet der Hundebesitzer, „der sitzt auf seinem Schwanz. Und das tut natürlich ganz schön weh."

„Ja, warum steht er denn dann nicht auf und setzt sich woanders hin?", fragt der Nachbar. „Nun, sooo weh tut es ihm auch wieder nicht", bekommt er zur Antwort.

Also, wenn ich ehrlich bin, kommt mir diese Geschichte bekannt vor. Nicht nur, weil ich sie schon öfters in meinen Vorträgen erzählt habe, sondern weil ich mich darin wiederfinde. Stöhnen. Aber nichts unternehmen. Denn sooo schlimm ist es auch wieder nicht, dass ich dafür meinen Hintern bewege und etwas verändere.

Es gibt kaum etwas, das wichtiger für unsere Lebensqualität ist, als die Eigenverantwortlichkeit. Solange ich keine Verantwortung für mein Leben übernehme und nur über die Umstände und die anderen Menschen stöhne, wird sich nichts ändern. Gar nichts. Dein Leben und deine Situation ist mit Sicherheit eine völlig andere als meine. Vielleicht bist du noch nicht mal in Hörweite eines Burnouts.

Vielleicht bist du momentan auch sonst topfit. Vielleicht läuft bei dir sowieso alles gerade super rund. Dann herzlichen Glückwunsch. Du kannst Gott danken und solltest diese Zeit unbedingt genießen. Und andere davon kosten lassen. In welcher Form auch immer. Aber vielleicht gibt es ja auch bei dir Dinge, über die du stöhnst. Weil sie dir Schmerzen verursachen. Aber sie sind eben noch nicht so schlimm, dass du etwas unternehmen würdest. Falls das der Fall ist, dann kommt hier eine gute Coaching-Frage, die du dir stellen kannst:

Stell dir vor, du lebst so weiter wie bisher. Dieselben Gewohnheiten. Dieselben Situationen. Dieselben Tätigkeiten. Wo bist du dann in zwei Jahren und wie wird es dir dann ergehen?

Denn eines ist klar - wir können zwar alles beim Alten belassen, aber trotzdem bleibt nichts, wie es ist. Es wird entweder schlimmer oder besser. Die Frage ist, in welche Richtung es geht.

Viktor Frankl hat dazu etwas Wichtiges zu sagen:
„Mensch sein heißt ja niemals, nun einmal so und nicht anders sein müssen, Mensch sein heißt immer, immer auch anders werden können."

Lass uns gemeinsam bewusst Mensch sein. Und das bedeutet, dass wir unsere Verantwortung für uns und unsere Mitmenschen ernst nehmen. Es bedeutet, dass wir uns verändern können und verändern sollen. Immer wieder. Immer weiter. Nicht immer größer und höher und schneller. Manchmal auch bewusst ruhiger und entspannter. Aber eben verändern.

In meinem Leben haben mich manche Menschen besonders positiv geprägt. Diese Menschen haben alle etwas gemeinsam: Sie leben verantwortlich und feilen stetig an dem wichtigsten Werkzeug, mit dem sie andere Menschen inspirieren: sich selbst. Mit diesem Werkzeug prägen sie andere. Sie hinterlassen lesbare und positive Eindrücke und Spuren. Wie ein Stift, der in dem Notizbuch einen Text hinterlässt. Einen Text, der auch noch gelesen werden kann, wenn der Stift schon wieder in der Schublade liegt.

Wäre das nicht super, wenn wir ebenfalls als „Stift“ gute Texte hinterlassen, die andere Menschen inspirieren? Dieser Gedanke motiviert mich. Er spornt mich an.

Lass uns gemeinsam mit unserem Stift - unserer Persönlichkeit - Spuren hinterlassen und Geschichte schreiben.

Eine Geschichte, die anderen hilft und sie inspiriert.

4

Lebensqualität ist kein Zufallsprodukt

Es war Weihnachtszeit.

Unsere jüngste und damals noch kleine Tochter kam zu mir und fragte, ob ich ihr ein paar Nüsse knacken könne. Das hätte ich natürlich sehr gerne getan. Es war schließlich Weihnachtszeit. Aber wenn ich meine Tochter wörtlich nehmen würde, hätte mir das doch so einige Schmerzen bereitet. Warum? Sie hatte das erste „n" im Knacken vergessen. Und Nüsse zu knacken, also ohne das erste n im Wort Knacken, das ist doch recht unangenehm. Es ist ein Unterschied, ob ich Nüsse knacke oder Nüsse k..., ach lassen wir das.

Nun, diese kurze Begebenheit erinnert uns daran, dass ein kleiner Buchstabe einem Wort eine völlig neue Bedeutung geben kann. Genau dasselbe gilt auch in unserem Leben. Oft sind es kleine Änderungen an unserem Verhalten, unseren Gewohnheiten, unserer Lebensweise, die unserem ganzen Leben eine neue Bedeutung geben können.

Abweichungen, die sich eingeschlichen haben und die Lebensqualität erheblich senken. Oder positive Änderungen, die wir bewusst vornehmen und die dem Leben eine neue Qualität verleihen.

Was das mit einem QS-System zu tun hat

Vor einiger Zeit saß ich mit einem Arbeitskollegen zusammen. Er ist für die Qualitätssicherung (QS) in der Firma zuständig, in der ich als Personalentwickler tätig bin. Wir sprachen also über das wichtige Thema Qualitätssicherung. Denn natürlich wollen wir zu jeder Zeit eine hohe Qualität sicherstellen und alles tun, damit unsere Kunden mit Recht 100%ig zufrieden sein können. Dafür brauchen wir eine hohe Qualität bezüglich

- aller Arbeitsprozesse
- unserer Produkte
- unseres Services

Um diese Qualität sicherzustellen, gibt es ein ganzes Team. Dieses Team sorgt dafür, dass

- es für bestimmte Arbeitsabläufe konkrete Vorgaben und Standards gibt, die einzuhalten sind.
- die Ergebnisse und somit die Qualität der Produkte regelmäßig geprüft werden.

Nach dem Gespräch mit dem Kollegen dachte ich bei mir selbst: Nicht nur eine Firma braucht ein QS-Management. Auch wir als Einzelperson. Damit sich eben keine kleinen Fehler oder Gewohnheiten einschleichen und unsere Lebens-Qualität Kratzer bekommt. Denn das würde weder uns zufriedenstellen noch unsere Kunden, sprich alle Menschen, mit denen wir in Kontakt stehen. Wir brauchen also ein QS-System für unsere ICH GmvH. Nun sind wir keine Gesellschaft mit beschränkter Haftung. Aber ein Geschöpf mit voller Haftung. Eben eine ICH GmvH.

Du und ich - wir besitzen vielleicht keine Firma. Aber wir sind mit einem Leben und einer Persönlichkeit beschenkt. Wir haben Talente, Aufgaben und Menschen, denen wir unsere Talente und Zeit zur Verfügung stellen. Wir alle haben unsere eigene ICH GmvH. Dafür sind wir verantwortlich. Diese ICH GmvH und die Sicherung der Qualität der einzelnen Person ist definitiv wichtiger als das QS-System der Firma. Denn wenn die Mitarbeiter als Mensch selbst gut aufgestellt sind, hat die Firma ebenfalls etwas davon.

Ich bin der Firma, dem Unternehmen, meinem Arbeitgeber oder für wen ich auch immer arbeite in dem Maße ein Mehrwert, in dem ich selbst gut und stark aufgestellt bin.

Anders ausgedrückt: Das wichtigste Kapital eines Unternehmens sind in der Regel nicht Mitarbeiter, sondern GUTE Mitarbeiter. Mitarbeiter, die Qualität mitbringen. Qualifiziert sind. Mitarbeiter mit den richtigen Qualifikationen. Also, ob für deinen Beruf oder deine anderen Lebensbereiche, ein persönliches QS-System macht Sinn, oder?

Jede Qualität braucht einen Referenzpunkt

Was meinen wir eigentlich, wenn wir von Qualität sprechen? Nun, das Wort kommt aus dem Lateinischen (Qualitas) und bedeutet Beschaffenheit, Verhältnis, Eigenschaft. Und dies in zweierlei Hinsicht.

1. Neutral: Qualität ist die Summe aller Eigenschaften eines Objektes, Systems oder Prozesses. Eine Lederjacke kann z. B. eine weiche Qualität, also eine weiche Beschaffenheit haben.
2. Bewertet: Qualität als die Güte aller Eigenschaften eines Objektes, Systems, Prozesses. Hier wird definiert, wie gut etwas ist.

Um diese zweite Art der Qualität geht es meistens bei QS-Systemen. Und darum geht es auch in diesem Kapitel. Qualität ist in diesem Zusammenhang also immer etwas Bewertetes. Immer in Relation zu etwas anderem.

Als Beispiel die bekannte Frage: Ist das Glas halbleer oder halbvoll?

Es kommt auf den Referenzpunkt an, an dem wir uns orientieren. War das Glas vorher ganz leer und wird gerade gefüllt, dann ist es an dem besagten Zeitpunkt halbvoll. Irgendwann ist es ganz voll. Der Referenzpunkt ist „Voll". War das Glas vorher ganz voll und wird langsam (hoffentlich nicht auf den guten Teppich) ausgeschüttet, dann ist es irgendwann halbleer. Und kurze Zeit später ganz leer. Der Referenzpunkt wäre hier „Leer".

Um also etwas zu bewerten, brauchen wir einen Referenzpunkt.

Ist mein Leben qualitativ hochwertig? Erfüllt? Reich? Es kommt auf den Referenzpunkt an. Ist meine Persönlichkeit stark? Entspannt? Vorbildhaft? Es kommt auf den Referenzpunkt an. Ist meine Geschichte inspirierend? Für mich und andere bereichernd? Es kommt auf den Referenzpunkt an.

In der Bildung spricht man von Qualifikationen. Menschen bilden sich weiter, um sich dadurch zu qualifizieren. Sie sind anschließend geeigneter, fähiger, erfahrener als vorher. Als andere. Es kommt immer auf den Referenzpunkt an. Auf den gesetzten Maßstab, an dem wir uns orientieren. Nur dadurch können wir eine Qualität bewerten, messen, festlegen. Und nur dann können wir sie auch sicherstellen. Die drei Phasen helfen dabei, die Qualität sicherzustellen, also ein gelungenes QS-Management zu betreiben. Fangen wir von hinten an. Denn erst wenn wir das Ende und Ziel kennen, können wir es auch ansteuern.

Phase 1 für unser persönliches Qualitäts-Management:
Das Endergebnis als Referenzpunkt festlegen.

Ein qualitativ hochwertiges Produkt muss bestimmte Erwartungen erfüllen und eine gewünschte Wirkung erzielen. Nehmen wir die Sturmklammern, die wir in unserer Firma herstellen. Diese Klammern befestigen Dachpfannen am Steildach und sorgen dafür, dass die Pfannen auch bei starkem Sturm nicht vom Dach

fegen. Die Klammern müssen dafür
a) den Normen und Fachregeln entsprechen. Diese Normen legen fest, welche Widerstände die Klammern aushalten müssen. Wie stark sie sein müssen.
b) schnell und einfach einsetzbar sein. Denn nur dann ist der Dachdecker zufrieden und erkennt die Klammern als gute Qualität an.

Es gibt also zwei Referenzpunkte. Diese müssen wir immer erreichen. Im Falle meines persönlichen QS-Managements stelle ich mir also die Frage: Welche Wirkung muss mein Produkt erzielen, damit es in meinen Augen qualitativ hochwertig ist? Ups, jetzt hab ich unsere Persönlichkeit doch tatsächlich als Produkt bezeichnet. Aber ehrlich gesagt meinte ich das auch so. Denn genau das ist sie in gewissem Sinne. Denn ein Produkt ist eben auch „eine Wirkung, die aus etwas entsteht“.

- Unsere Persönlichkeit ist das Produkt unserer Erziehung.
- Unsere Persönlichkeit ist das Produkt unseres Denkens.
- Unsere Persönlichkeit ist das Produkt unserer Gewohnheiten.
- Unsere Persönlichkeit ist das Produkt unserer Entscheidungen.
- Unsere Persönlichkeit ist das Produkt unserer gelebten Beziehungen.
- Unsere Persönlichkeit ist das Produkt unserer gelebten Geschichte.

Wir leben also eine Geschichte, in der wir mit unserer Persönlichkeit die Hauptrolle spielen. Wie jemand einmal sagte: „In der Sauna kannst du Menschen sehen, wie Gott sie geschaffen hat. Und wie McDonalds sie geformt hat.“

Wir sind mit einem ganzen Paket an Möglichkeiten und Talenten auf die Welt gekommen. Der Schöpfer hat uns geschaffen. Nun liegt es an uns zu bestimmen, von wem und wie wir uns formen lassen. Das Gute dabei: Wir können das Produkt ändern. Jedes Produkt kann noch verbessert werden. Du kannst deiner Geschichte eine neue Wendung geben. Sie anders weiterschreiben. Das macht doch schon mal Mut, oder? Also zurück zur Frage.

Welche Wirkung soll meine Persönlichkeit erzielen?

Für mich gibt es langweilige oder eben inspirierende Persönlichkeiten. Qualitativ hochwertige, also inspirierende Persönlichkeiten machen etwas mit mir.

- Sie inspirieren mich. Sie bringen eine Saite in mir zum Klingen und ich fange innerlich an zu singen.
- Nachdem ich in die Geschichte dieser Persönlichkeit eingetaucht bin, denke ich: „Wow, das macht Mut. Das kann ich auch. Das lohnt sich."
- Nach einer Begegnung mit dieser Person fühle ich mich mutiger und stärker. Oder ich fühle mich wohler und entspannter. Sie hat mich beruhigt, mich getröstet. Auf jeden Fall hat sie etwas Gutes in mir ausgelöst.
- Andere Persönlichkeiten wecken einen Hunger in mir und ich mache mich auf die Suche.

Inspirierende Persönlichkeiten lösen gute Dinge in mir aus. Um also meiner eigenen Persönlichkeit und meiner Geschichte noch mehr Qualität zu verleihen, kann ich mir die Wirkung vor Augen malen. Welche Wirkung will ich mit meiner Persönlichkeit und meiner Geschichte erzielen? Bei meinen Kindern? Bei meinen Mitmenschen. Bei mir selbst? Diese Übung allein ist schon klasse. Wenn ich mir vorstelle, was mein Leben und meine Geschichte mit mir und mit anderen Menschen machen kann!! Spannend!

Phase 2 für unser persönliches Qualitäts-Management:
Das Produkt entwickeln und die Beschaffenheit bestimmen.

Wenn wir in der Firma wissen, welche Wirkung die Sturmklammern erzielen müssen, dann können wir uns an die Entwicklung machen.

- Welches Material wird gebraucht?
- Wie muss die Klammer geformt sein?
- Welche Eigenschaften (Qualität) sollte sie aufweisen?

Für unsere Persönlichkeit und unsere Geschichte kann das folgendes heißen:

- Worum geht es in der Geschichte? Was ist dabei das Wesentliche?
- Wie verhält sich die Hauptrolle? Was für ein Typ ist sie?
- In welcher Form gibt die Geschichte Inspiration, Mut oder auch Hunger nach mehr?
- Wie geht die Geschichte aus?

Um mir diese Fragen zu beantworten, kann ich auch schnell noch in verschiedene Rollen schlüpfen, indem ich mir diese drei Fragen stelle:

1. Wie muss die Geschichte verlaufen, damit ich selbst sagen kann: Ich bin restlos zufrieden. Die Story ist gut, inspirierend, bereichernd.

2. Welche Inhalte und Wendepunkte sollte die Geschichte haben, damit andere Menschen sagen: Das „Produkt" hat uns sehr geholfen. Wir wurden inspiriert, bereichert, unterstützt. Vorsicht, hier geht es nicht darum, es allen Menschen recht zu machen. Jeden Menschen zufriedenzustellen und die Werte anderer Menschen zu leben. Es geht vielmehr darum, einen positiven Einfluss zu nehmen. Menschen so zu prägen, dass sie anschließend bereichert weiter durchs Leben ziehen.

Und zwar Personen, die ihre eigene Geschichte stärker weiterschreiben möchten und sich dafür gerne von anderen Menschen inspirieren lassen. Um solche Menschen geht es in dieser Frage.

3. Die dritte Ebene ist für mich als Christ ebenfalls wichtig: Was sollte meine Geschichte beinhalten, damit Gott sagen kann: „Ein gutes Produkt. Ich bin zufrieden."

So, jetzt haben wir schon eine Menge gearbeitet. Aber das ist bei einem guten QS-Management nun mal so, nicht wahr? Qualität ist eben kein Zufallsprodukt. Ich schreibe es am besten noch einmal, weil es so wichtig ist: Qualität ist kein Zufallsprodukt.

Deshalb brauchen wir auch noch die dritte Phase. In den ersten beiden haben wir
1. die Wirkung als Referenzpunkt festgelegt.
2. die Beschaffenheit des Produktes festgelegt.

In der dritten Phase geht es darum, dass wir das Erreichen von Punkt zwei auch wirklich sicherstellen. Denn wie gesagt: Qualität ist kein Zufallsprodukt. Was muss also passieren, um ein gutes Produkt zu produzieren?

Phase 3 für unser persönliches Qualitäts-Management:
Den Produktionsprozess sicherstellen.

In unserem Unternehmen legen wir nun die Arbeitsabläufe und Prozesse fest, die notwendig sind, um die Qualität zu erreichen. Es wird produziert. Und sichergestellt, dass die Produktion richtig läuft. Um das zu tun, können wir uns z. B. folgende Fragen stellen:

- Welche Schritte müssen dafür eingehalten werden?
- Wann sollte was wie getan werden?
- Welche Materialien müssen genutzt werden?
- Worauf muss unbedingt geachtet werden, was weggelassen, wann was wo eingetragen werden?

Aus diesen Fragen werden Standards und Vorgänge festgelegt. Und ähnliche Fragen können wir eben auch für unsere ICH GmvH stellen.

- Welche Gedanken sollte ich regelmäßig denken, um die Qualität des Produktes zu erreichen oder zu erhalten?
- Welche Gewohnheiten sind dafür wichtig?
- Welche Entscheidungen müsste ich treffen?
- Welche Beziehungen will ich pflegen?
- Wie kann ich meine Geschichte stark weiterschreiben?

Du merkst: Man könnte sicher noch eine Menge zu diesem Thema schreiben. Wir haben es gerade einmal angekratzt. Aber es bringt uns schon weiter, wenn allein der Gedanke hängenbleibt, dass du und ich für unsere eigene Persönlichkeit und unsere Geschichte verantwortlich sind. Und wenn wir uns dann die richtigen Fragen stellen und die Qualität sicherstellen. Dann hat sich das Kapitel doch gelohnt, oder nicht?

Und schließlich sind wir auch noch nicht fertig. Die weiteren Kapitel sind im Grunde eine Art QS-Management-System für deine Geschichte. In gewisser Weise eine Blaupause, mit der du deine eigene Qualität sicherstellen kannst.

Bleib also dran.

5

Cinemaxx Mental – Deine Geschichte wird in deinem Kopf produziert

Es kam alles ganz anders.

Aber lass mich von vorne erzählen.

Charles Swindoll, ein Pastor und Redner in Amerika, hielt in einer Stadt über mehrere Tage Abendvorträge. Am ersten Abend saß in der zweiten Reihe ein Ehepaar. Es hörte ganz interessiert zu. Zumindest in den ersten Minuten. Denn nach zehn Minuten war der Mann eingeschlafen und nur die Frau hörte weiter zu. Am zweiten Abend saß das Ehepaar wieder in der zweiten Reihe. Und wieder hörte der Mann aufmerksam zu. Bis er nach zehn Minuten fest eingeschlafen war. Wie dreist ist das denn!!

Kannst du dir vorstellen, wie Herr Swindoll sich als Redner gefühlt hat? Das ist so, als ob du deinem Partner gerade freudestrahlend erzählst, dass du ein schönes Wellness-Wochenende für euch zwei gebucht hast. Und dein Gegenüber schaut sich dabei desinteressiert die Fingernägel an. Das kommt gar nicht gut an. Auf jeden Fall wurde der Redner innerlich etwas ungehalten.

Am dritten Abend wieder dieselbe Szene. Wieder versuchte Swindoll die Zuhörer mit seinen Geschichten und Bildern in inspirierende Welten mitzunehmen. Während gleichzeitig dieser Mann in der zweiten Reihe schlief. Unverschämt. Am vierten Abend genau das gleiche.

Am letzten Abend kam die Ehefrau dieses Mannes nach der Veranstaltung auf den Redner zu. „Ha", dachte sich Swindoll. „Jetzt hat sie ihren Mann zu meinen Vorträgen geschleppt und er war nicht interessiert. Und nun will sie mich bestimmt überzeugen, doch noch mal persönlich mit ihrem Mann zu sprechen. Oder sie wird mir ihr Herz ausschütten, mit was für einem desinteressierten Mann sie verheiratet ist. Und dann wird sie sich hoffentlich für das unverschämte Benehmen ihres Mannes entschuldigen."

In Swindoll kamen alles andere als gute Gefühle hoch. Und dann fing die Frau an zu reden.

„Wir möchten uns noch einmal für Ihre Vorträge bedanken. Dass wir jeden Abend zugehört haben, war übrigens die Idee meines Mannes. Er ist sehr krank, müssen Sie wissen. Eigentlich darf er nicht mehr viel unternehmen. Aber als er hörte, dass Sie in der Stadt sind, wollte er Sie unbedingt hören. Leider verursacht seine Krankheit, dass er nach zehn Minuten aufmerksamen Zuhörens einschläft. Aber diese zehn Minuten haben ihm enorm viel gebracht. Vielen Dank."

Wow! Innerhalb von Sekunden sah Swindoll die Situation mit anderen Augen.

Er sah anders.
Er fühlte anders.
Er reagierte anders.

Alles hatte sich innerhalb von ein paar Sätzen verändert.

Nun, die Geschichte las ich einmal vor vielen Jahren in einem seiner Bücher und ich habe sie hier aus dem Gedächtnis wiedergegeben. Sie zeigt vor allem eines: Was wir sehen, das macht etwas mit uns.

Ich erinnere mich, wie meine Frau vor einigen Jahren vor dem Laptop saß. Die Tränen liefen ihr die Wangen herunter. Ich fragte besorgt, was los sei. Sie zeigte schluchzend auf den Bildschirm, auf dem gerade eine der emotional dramatischen asiatischen Serien ablief, in der die Frau und der Mann 20 Jahre oder länger warten müssen, bis sie sich gegenseitig ihre Liebe gestehen und dann feststellen, dass es nun zu spät ist. Ja, ich gebe zu: Manchmal schauen wir solche melodramatischen Serien auch zusammen und reichen uns dann gegenseitig die Taschentücher rüber. Aber es gibt auch Zeiten, da will ich lieber die Gänse auf meiner Haut fühlen und schaue mir einen spannenden Thriller an.

Wenn es dann aber zu spannend wird, wende ich ganz automatisch den wissenschaftlich fundierten und psychologisch bestätigten Trick an: Ich schaue weg. Sobald meine Augen sich auf etwas anderes richten, z. B. auf das alte Familienfoto an der Wand mit meinem damals teenagerhaften pickeligen Gesicht, dann fällt mein Adrenalin-Spiegel wie ein nasser Sack in den Keller und ich kann wieder durchatmen. Es ist eine phänomenal einfache und doch extrem wirksame Technik, die wir alle schon angewendet haben und die beweist: Was ich anschaue, das macht etwas mit mir.

Und jetzt kommt das Gute: Wir alle können selbst entscheiden, was wir uns anschauen. Durch welche Youtube-Kanäle wir uns klicken. Welche Serien wir uns gönnen. Oder eben auch nicht. Dies alles ist wichtig. Keine Frage. Aber noch viel wichtiger ist das Kino, in dem wir alle sitzen. Jeden Tag. Zu jeder Stunde. Und zwar unser eigenes Cinemaxx-Mental. In unserem Kopfkino, in dem ununterbrochen Filme laufen. Wo Bilder gezeigt und Geschichten erzählt werden. Diese Filme in unserem Cinemaxx-Mental haben einen enormen Einfluss darauf, wie wir uns fühlen, wie wir auf das Leben reagieren und unsere Lebensgeschichte weiterschreiben. Es hängt von unserem Kopfkino ab.

Und jetzt kommt das Beste: Wir alle können die Filme auswählen. WIR bestimmen, welche Geschichten in unserem Kopfkino erzählt werden und welche Bilder an der Leinwand gezeigt werden.

Meine Formel für eine starke Wirklichkeit

Diese wichtigen Wahrheiten habe ich in eine Formel gepackt. Eine Formel, die genauso verlässlich ist wie das Gesetz der Erdanziehungskraft.

W + I = R

Diese Formel macht unsere eigene erlebte Wirklichkeit aus.

Also W + I = Rklichkeit.

Wofür stehen die Buchstaben?

Wahrnehmung + Interpretation = Reaktion.

Unsere Reaktion auf das (Er-)Leben hängt davon ab, was wir wahrnehmen und welche Bedeutung wir diesen Dingen geben. Dementsprechend reagieren wir. Und alle Faktoren zusammengenommen resultieren in unsere eigene erlebte Wirklichkeit. Um das noch etwas zu vertiefen, folgende Geschichte:

Jeder im Land kannte ihn nur als den armen Reiter. Denn für diese beiden Dinge war er bekannt: für seine Armut und seine Leidenschaft zum Reiten. Jeden Tag striegelte er sein altes schwerfälliges Pony. Und jeden Tag ritt er mit ihm davon, um durch Beförderungsdienste das Nötigste zum Leben zu erwirtschaften. Er hatte immer gerade genug, um zu überleben.

Manchmal weinte er sich in den Schlaf, weil er finanziell einfach nicht auf einen grünen Zweig kam. Als der König von dem armen Reiter erfuhr, schenkte er ihm aus Mitleid das teuerste und schnellste Pferd, das es im Land je gegeben hatte.

„Mit diesem Pferd kannst du alles erreichen", waren die eindringlichen Worte des Königs gewesen. „Es ist so schnell, dass du mit ihm alle Pferderennen der Welt gewinnen kannst. Durch dieses Pferd gelangst du sicher zu Ruhm, Reichtum und einem sorgenfreien Leben."

Der arme Reiter war überglücklich und stellte das Rennpferd sofort in den alten Stall, der an sein Haus grenzte. Am Abend kaufte er sich zur Feier des Tages eine Flasche Wein, die er jedoch nicht selbst trank, sondern als Willkommensgeschenk dem Rennpferd in den Trog schüttete. Am nächsten Morgen betrat der arme Reiter, wie es seiner Gewohnheit entsprach, die Wiese hinter dem Haus und ritt mit seinem Pony davon. Kurz vor Sonnenuntergang kehrte er müde zurück und ging direkt in den Stall, um sein neues Rennpferd zu bewundern und ihm einen kleinen Eimer Zucker auf den Boden zu stellen.

Die Wochen gingen ins Land und jeden Tag spielte sich dieselbe Gewohnheit ab. Der arme Reiter verbrachte den Tag auf dem Rücken seines Ponys. Die letzten Stunden des Tages saß er jedoch glücklich neben seinem teuren Rennpferd und verwöhnte es mit einem Eimer Zucker, ab und zu auch mit einem Krug Honig, und an besonderen Tagen sogar mit einer Schale Wein.

Langsam rückte die Saison der Pferderennen immer näher und der arme Reiter verbrachte jeden Tag etwas mehr Zeit auf dem Rücken seines Ponys, um sich auf die Rennen vorzubereiten und seine Reitkünste zu perfektionieren. Das teure Rennpferd dagegen blieb brav in seinem Stall. Sein stolzer Besitzer wollte ihm das Leben aus lauter Liebe nicht erschweren und alle Kraftreserven für die Rennsaison aufbewahren. Erst am Tag des Rennens führte er das Pferd aus dem Stall, um sich gemeinsam auf den Weg zum Pferderennen zu machen.

Bei Sonnenuntergang konnte man den armen Reiter beobachten, wie er mit gebeugtem Kopf und langsamen Schrittes neben seinem teuren Rennpferd zurück zu seinem Haus schlich. Als würde er die Welt nicht mehr verstehen, schaute er immer wieder zu dem Pferd und schüttelte den Kopf.

„Nein, dem König würde er kein Wort mehr glauben", murmelte der arme Reiter vor sich hin. Hatte er ihm nicht versprochen, dass dies das schnellste Pferd der Welt wäre und es jedes Pferderennen gewinnen könnte?" Jetzt

wusste der Reiter, dass alles Lüge gewesen war. Mit diesem langsamen und schwerfälligen Pferd würde er wohl nie ein Rennen gewinnen.

Der Schuss hallte noch nach, als der arme Reiter aus dem Stall schlurfte und im Hauseingang verschwand. Dieses Pferd würde keiner mehr reiten.

Und der Reiter würde immer ein armer Reiter bleiben.

Was für ein armer Reiter, oder?! Er hatte nicht nur wenige finanzielle Mittel. Die viel schlimmere Armut war, dass er einfach keine Klugheit besaß. Anstatt das Pferd fit zu reiten und es mit dem besten Futter zu versorgen, machte er aus dem Rennpferd einen faulen Gaul.

Klar, er hatte es doch nur gut gemeint mit dem teuren Pferd. Genauso meinen es auch viele Menschen gut mit ihrem Rennpferd im Stall, mit dem sie die Möglichkeit hätten, viele Rennen zu gewinnen und ihrem Leben eine andere Richtung zu geben. Welches Pferd meine ich? Nun, dieses „Pferd“ ist nichts anderes als die komplizierteste Schaltzentrale der Welt, mit 100 Milliarden Nervenzellen versehen. Es ist unser Gehirn.

Wir meistern unser Leben am besten dadurch, dass wir dieses Gehirn nutzen, fördern, trainieren. Eines habe ich aus meinen eigenen Niederlagen UND meinen Erfolgen gelernt: Beides fängt im Kopf an. Es hat in erster Linie nichts mit den Umständen, mit dem Arbeitsplatz oder den Menschen zu tun, sondern mit meinem Denken. Natürlich spielen auch die Umstände und Menschen eine wichtige Rolle. Aber ich bin überzeugt, dass unser Denken eine Hauptrolle einnimmt, wenn es um unsere Geschichte geht. Ich glaube Gott hat uns das Gehirn geschenkt, damit wir es nutzen und erfolgreich denken.

Erfolgreich denke ich dann, wenn ich meinen Geist mit dem richtigen Futter versorge. Wenn ich mein Cinemaxx-Mental mit den richtigen Filmen bestücke. Das, was bei mir reingeht, das kommt auch in irgendeiner Weise wieder heraus. Mein Leben ist zu einem großen Teil ein Ergebnis meines Denkens.

In den letzten Jahren las ich viele Bücher von Menschen, die in einem wichtigen Bereich ihres Lebens sehr erfolgreich waren. Sei es in der Wirtschaft, als Coach, im Sport oder im kirchlichen Bereich. Jedes Buch und jede Biografie erzählt ihre eigene persönliche Geschichte, und doch sind sich fast alle Autoren über eine Sache einig, nämlich was das beste Pferd in ihrem Stall ist. Es ist wichtiger als in einer guten Familie aufzuwachsen, ein hohes Gehalt zu haben oder im Lotto zu gewinnen. Es ist die Fähigkeit, konstruktiv, lösungsorientiert und optimistisch zu denken.

Vor kurzem las ich in einer alten FAZ-Ausgabe (September 2005) von einem ehemaligen Lottogewinner aus Bayern, der einige Banken überfiel, weil er das gewonnene Geld schon längst wieder verloren hatte. In Thüringen machte dagegen ein Serieneinbrecher die Gegend unsicher, obwohl er acht Jahre zuvor ca. 1,5 Millionen DM im Lotto kassiert hatte, das Geld aber mittlerweile wieder verloren hatte. Schätzungen besagen, so die FAZ weiter, dass sage und schreibe 80% aller Lottogewinner nach zwei Jahren wieder bei Null oder sogar in den roten Zahlen angelangt sind. Es ist eben nicht das Geld, das wir Menschen zuerst brauchen, um nach oben zu gelangen oder stressfrei zu leben. Es ist auch kein anderer glücklicher Umstand.

Es ist in erster Linie unsere Fähigkeit, richtig zu denken.

Herta und Elsbeth - zwei ältere Jungfern

Sie teilen sich eine gemeinsame Wohnung in einem Wohnblock. Seitdem vor einigen Wochen ein gutaussehender Mann im ähnlichen Alter im selben Wohnblock eingezogen ist, nagt die Neugier an ihnen. Sie wollen diesen Mann unbedingt kennenlernen.

Irgendwann kann es Elsbeth nicht mehr aushalten und sie wagt es, bei dem attraktiven Nachbarn zu schellen.

„Entschuldigen Sie die Störung", fängt sie die Unterhaltung an, „aber meine Freundin und ich wollten und uns kurz vorstellen und fragen, ob Sie morgen nicht mal zum Kaffee vorbei kommen möchten."

„Ja, ich komme gerne vorbei. Ich kann ein bisschen Unterhaltung gut gebrauchen. Schließlich hab ich die letzten 20 Jahre im Gefängnis verbracht", reagiert der Nachbar lächelnd.

„Sie machen Scherze. Im Gefängnis? Was haben Sie denn angestellt, wenn ich fragen darf?"

„Na, ich hab meine dritte Frau erschlagen."

„Ihre dritte Frau erschlagen?", meinte Elsbeth mit trockener Kehle. „Und was ist mit ihrer zweiten Frau passiert, wenn ich fragen darf?"

„Meine zweite Frau habe ich erschossen", antwortet der Nachbar ohne Zögern.
„Erschossen", wiederholte Elisabeth nachdenklich. „Und ihre erste Frau?", wagt sie zu fragen.

„Oh, mit meiner ersten Frau hatte ich einen furchtbaren Streit und sie fiel unglücklich aus dem Fenster."

Schnell verabschiedet sich Elsbeth und läuft hastig zurück in die Wohnung. Schon in der Tür ruft sie laut nach Herta, rennt ins Wohnzimmer und berichtet ihrer Freundin: „Herta, du wirst es nicht glauben. Unser Nachbar, dieser gutaussehende Mann ...

er ist leeedig!!"

Selektive Wahrnehmung nennt man dieses Phänomen. Hier vielleicht etwas übertrieben dargestellt. Aber im Grunde leiden wir alle darunter. Wir nehmen meist nur das wahr, wonach wir bewusst oder unbewusst Ausschau halten.

Erst seitdem ich mit meiner Frau aus Singapur verheiratet bin, sehe ich ständig und überall asiatisch-deutsche Paare. Etwas, das mir vorher kaum aufgefallen ist. (Naja, was heißt erst. Wir sind nun auch schon fast 15 Jahre glücklich verheiratet.) Genauso geht es uns, wenn wir uns ein anderes Auto kaufen oder uns plötzlich für ein neues Thema interessieren. Wir nehmen Dinge wahr, die immer schon da waren, aber von uns nie gesehen wurden. Jetzt fragst du dich vielleicht, was das mit deiner Lebensgeschichte zu tun hat?

Nun, unsere Lebensqualität kann sich extrem steigern, wenn wir entsprechend Ausschau halten und lernen, unsere Wahrnehmung zu erweitern und Dinge wahrzunehmen, die uns stark machen, unser Weltbild konstruktiv erweitern und Leidenschaft bewirken. Wenn wir Dinge sehen, die unsere Geschichte verändert und neue Wege eröffnet.

So viele Möglichkeiten und Lösungen sind oft weniger als einen Wohnblock entfernt. Wir müssen sie nur sehen. Und ihnen dann die richtige Bedeutung geben.

W + I = R

Wahrnehmung + Interpretation = Reaktion

Wenn ich für die Buchstaben Zahlen einsetzen würde, dann könnte die Gleichung folgendermaßen aussehen: 9 + 6 = 15.

Wenn die 15 nun zu einer 20 heranwachsen will geht das nur, wenn sich auf der linken Seite mindestens eine der Zahlen entsprechend ändert, z.B. die 6 zu einer 11 wird. Dann hieße die Gleichung: 9 + 11 = 20. Solange sich links jedoch nichts ändert, wird rechts die 15 immer eine 15 bleiben.

Sie kann schwitzen, kämpfen oder Meditations- und Abnehmkurse besuchen. Solange die zwei Zahlen links nicht dazu bereit sind sich zu ändern, wird die 15 immer eine 15 bleiben. Die mathematische Gesetzmäßigkeit lässt es einfach nicht zu. Wenn sich aber die Zahlen links ändern, dann passiert auch auf der rechten Seite etwas. Automatisch. Ohne jegliche Anstrengung.

So oft versuchen wir über Monate oder gar Jahre, unser Verhalten in einer Sache zu ändern, aber wir fallen blöderweise immer wieder in unsere alten Verhaltensweisen zurück.

Im Coaching und in der Beratung geht es deshalb im Grunde fast immer darum, die Perspektive zu wechseln. Neue Sichtweisen zu bekommen, Lösungen wahrzunehmen, Optionen zu erkennen, einen Durchblick in einer bestimmten Sache zu erhalten. Denn wenn sich in der Wahrnehmung und der Interpretation der Dinge etwas ändert, dann führt das oft fast automatisch und direkt zu ganz praktischen Veränderungen im Leben. Das Problem wird gelöst, der Stress löst sich auf, bessere Ergebnisse werden erzielt.

Manchmal geht es auch langsamer und passiert indirekter. Aber auf jeden Fall passiert immer dann etwas, wenn ich meine Wahrnehmung ändere und anfange, anders über die Dinge zu denken.

„Die wahre Entwicklung besteht nicht im Finden von neuen Ufern, sondern im Sehen mit anderen Augen." Marcel Proust

Wie ich jeden Morgen ein Wunder erlebe

Dieses Thema könnten wir jetzt ausbreiten wie einen endlosen Teppich. Es gibt so viele verschiedene Möglichkeiten und auch gute Bücher, wie wir unsere Wahrnehmung konstruktiv verändern. Aber ich möchte es hier bei einer Übung belassen. Ja, man kann sagen, dass es ein extrem effektives Ritual ist. Ein Ritual, das ich fast jeden Morgen durchziehe und das einen starken Einfluss auf den ganzen Tag hat.

Und zwar setze ich mich morgens nach dem Aufstehen an einen ruhigen Platz in unserer Wohnung auf den Boden. Dann stelle ich mir einen Wecker auf zehn Minuten und bleibe ruhig sitzen. In Gedanken sitze ich nun metaphorisch in meinem eigenen Kopfkino. Ich sitze also dort und genieße die Ruhe. Und jetzt kommt es.

Ich sehe mir bewusst die Bilder und Filme an, die mir gut tun. Kraft geben. Die mein Denken verändern und mir Mut machen. Bilder, die mein Selbstbild stärken und den Horizont erweitern. Nun können diese bei jedem andere Bilder sein. Meine Bilder und Filme würden dir vielleicht nicht wirklich gut tun.

Ich empfehle dir sehr, einfach mal damit zu experimentieren. Dich auszuprobieren und kreativ zu schauen, welche Bilder dir gut tun und was dir Energie und Kraft gibt. Ohne dass du dabei in eine Traumwelt abtauchst, die nichts mit der Realität zu tun hat. Es sollten Bilder und Filme sein, die entweder schon Tatsache sind oder werden können.

Bei mir haben meine Bilder immer eine Menge mit Gott zu tun. Denn er spielt in meinem Leben nun mal eine große Rolle. Die ersten zehn Minuten konzentriere ich mich deshalb bewusst auf Gott und lasse entsprechende Bilder über meine innere Leinwand laufen. Gottesbilder. Eigenschaften Gottes, die mich wieder neu begeistern, mich innerlich entflammen und mir Mut und Kraft geben. Es ist fantastisch, was das mit einem machen kann.

Wenn der Wecker schellt, stelle ich ihn erneut auf zehn Minuten. In der nächsten Runde konzentriere ich mich dann auf meine Werte, mein Selbstbild und meine Ziele. Ich male Bilder vor meinem geistigen Auge, wie es ausschauen kann, wenn ich meine Werte konkret lebe. Ich sehe mich selbst, wer ich bin und was ich kann. Und ich visualisiere meine Ziele. Ziele, die Vorfreude in mir wecken.

Diese 20 Minuten sind mir extrem wertvoll geworden und ich will sie nicht mehr missen. Sie haben einen so starken Einfluss auf meinen Tag, dass dieses Ritual ein echter Geheimtipp ist.

Denn die Qualität meines Lebens hängt nun einmal davon ab, wie ich jeden Tag dieses Lebens lebe. Benjamin Floer hat dazu ein empfehlenswertes Buch geschrieben: „Der magische Morgen und Abend. Morgenroutine und Abendritual für erfolgreiche Erwachsene." Im Gespräch erzählte er mir, dass sein Morgenritual echte Wunder bei ihm wirkt und ihm hilft, erfolgreich durch den Tag zu gehen.

Nun ist es natürlich egal, ob du dazu im Badezimmer auf dem Boden oder auf der weichen Couch sitzt. Wichtig ist allein, dass du ungestört bist und Zeit für dich hast, um bewusst deine WIRklichkeit zu ändern. Deine Wahrnehmung zu schärfen. Den Dingen die richtige Bedeutung zu geben. Und dann entsprechend positiv und energiegeladen auf das Leben zu reagieren.

Ist das nicht wunderbar?! Wir können unsere WIRklichkeit verändern. Eine Wirklichkeit, die dich stark macht und andere Menschen bereichert. Und es fängt alles in deinem Kopf an.

6

Vision - der wesentliche Faktor für deine starke Geschichte

Sie war eine außergewöhnliche Person.

Aber das war nicht immer so. Die ersten Jahre ihres Lebens waren kaum auszuhalten. Weder für sie noch ihre Familie. Denn die kleine Hellen Keller erkrankte mit 19 Monaten und wurde blind, taub und daraufhin auch stumm. Kannst du dir das vorstellen? Um dich herum ist alles völlig schwarz und totenstill. Jede Minute deines Lebens. Es muss furchtbar sein. Kein Wunder, dass Wutausbrüche zu ihrer täglichen Gewohnheit wurden.

Sie schmiss Gegenstände um sich, aß wie ein Tier und machte ihrer Familie das Leben extrem schwer. Jetzt denkst du vielleicht, dass dich das an deine eigenen Kinder erinnert. Aber glaub mir - das Leben im Haus der Familie Keller muss wesentlich härter gewesen sein. Als das kleine Mädchen sechs Jahre alt war, kam Anne Sullvian als Hauslehrerin ins Haus.

„Der wichtigste Tag meines Lebens, an den ich mich erinnern kann ist der, an dem Teacher zu mir kam," sagte Hellen Jahre später. Anne brachte dem Mädchen das Fingeralphabet bei und ermöglichte ihr dadurch, einen Weg aus

ihrer Isolation zu finden. Schreiben lernte sie mit Hilfe hölzerner Buchstabenschablonen. Und dann ging es erst richtig los.

In Cambridge bestand Hellen mit 19 Jahren die Aufnahmeprüfung für das Radcliffe College. Vier Jahre später hatte sie ihr Studium erfolgreich abgeschlossen.

Während dieser Zeit erschien ihr erstes Buch (von insgesamt einem Dutzend Büchern). 1924 begann Hellen für die Amerikanische Blindenstiftung zu arbeiten und beteiligte sich an Aufklärungskampagnen zur Verbesserung der staatlichen Fürsorge für Blinde. Im Auftrag dieser Arbeit bereiste diese blinde und taube Frau 39 Länder und erhielt für ihr außerordentliches Engagement viele Auszeichnungen und Ehrentitel.

Sie hatte Kontakte zu vielen berühmten Zeitgenossen wie J. F. Kennedy, Charly Chaplin und Mark Twain. Für eine Filmbiografie wurde ihr sogar ein Oscar zugesprochen. Hellen Keller erkrankte in den 60er Jahren und verstarb 1968 im Alter von 88 Jahren nach einem wirklich aufregenden Leben. Im Rückblick auf ihr Leben meinte diese taubstumme, außergewöhnliche Frau: „Ich weiß nur dass die Welt, die ich mit meinen Fingern sehe, lebendig, farbenfroh und befriedigend ist."

Hellen Keller wurde einmal gefragt, was wohl schlimmer sei als nicht sehen zu können. Ihre Antwort: **„Schlimmer als nicht sehen können ist es, wenn man keine Vision hat."**

Diese Frau konnte weder sehen noch hören. Aber sie war eine Visionärin. Und als Visionärin war ihr Leben lebendig, farbenfroh und befriedigend. Aber nicht nur ihr eigenes, sondern durch ihren Einfluss auch das Leben vieler anderer Menschen.

Aber auch das Gegenteil ist der Fall. Ohne Vision stirbt das Leben ab, wird farblos und unbefriedigend. Deshalb lass uns als Visionäre leben. Koste es, was es wolle. Denn mit einer klaren Vision wird unser Leben lebendiger, farbenfroher und befriedigender. Und wir inspirieren mit unsere Geschichte auch noch andere.

Warum alle echten Visionäre echt reich sind

Darf ich dir hier meine Bedeutung von Visionär beschreiben? Nun, Vision kommt aus dem Lateinischen und bedeutet Sehen. Ein Visionär sieht etwas. Und zwar sieht ein Visionär das, was wirklich wichtig ist. Auf was es im Leben ankommt. Ein Visionär hat ein klares Bild vor dem inneren Auge, wie das wertvolle Leben aussieht.

Dazu ein Beispiel. Ich kenne eine reiche Familie, die wirklich viel Geld hat. Ich kenne zwar mehrere solcher Familien und Personen. Aber an dieser Familie sieht man es am deutlichsten. Woran? Ihr großes und schickes Haus sieht schon von außen sehr wertvoll aus. Die Autos vor dem Haus sehen teuer aus. Aber auch drinnen ist das Haus vollgestellt mit wertvollen Gegenständen. Die Möbel sind wertvoll. Die Teppiche sind wertvoll. Die Kücheneinrichtung ist wertvoll. Der Kleiderschrank besteht aus lauter wertvollen und teuren Stoffen. Alles im Haus scheint extrem wertvoll zu sein. Ja, sogar der Rasen sieht wertvoller aus als alle andere, die ich gesehen habe. Diese Familie ist (finanziell) reich, weil sie eine Menge wertvoller Gegenstände hat. Genau dasselbe gilt auch für unser Leben. Wir sind reich, wenn unser Lebens-Haus voll ist mit den Dingen, die wirklich wertvoll sind. Erst dann wird unser Leben richtig sinnvoll. Wie es einmal in der Zeitschrift Manager-Seminar hieß:

„Sinn realisieren wir durch die Verwirklichung unserer wichtigsten Werte", erklärt Pircher-Friedrich. Das heißt: Wer durchblickt, was ihm im Leben besonders wichtig ist, sich für diese Werte entscheidet und dann im Einklang mit diesen handelt, der empfindet Sinn. (Artikel „Wo ist das Wozu" in managerSeminare, Heft 208, Juli 2015, Seite 74)

Was ich von Prof. Dr. Dr. Dr. Wilder-Smith gelernt habe

Ich las seine Autobiografie und wurde inspiriert. Dieser hochintelligente Professor hatte ein spannendes Leben hinter sich. Er verbrachte viele Jahre in unterschiedlichen Ländern, konnte eine Menge interessanter Geschichten erzählen und war eine große Inspiration für das Leben vieler, vieler Menschen. Der Titel seines Buches: „Es war ein reiches Leben".

Sein Buch regt an, weiter über das eigene Leben nachzudenken und sich folgende Frage zu stellen: Wenn ich am Ende meines Lebens ebenfalls ein Buch mit dem Titel „Es war ein reiches Leben" schreiben würde - was müsste in dem Buch erzählt werden? Welche Erlebnisse, Themen, Erkenntnisse, Wendepunkte sollten in meiner Geschichte ganz dick aus der Masse des „Gelebten" heraus scheinen, damit mein Leben echt reich war?

Stell dir vor, auf einem Tisch liegen 200 5-Euro Scheine und fünf 500-Euro Scheine. Du darfst dir drei Scheine wegnehmen? Welche würdest du nehmen? Natürlich drei von den 500-Euro Scheinen, nicht wahr? In unserem Leben haben wir mehr als 200 Möglichkeiten, in denen wir unsere Jahre mit vielen „5-Euro Scheinen" füllen. Metaphorisch gesprochen. Manche Gelegenheiten sind sehr wertvoll und herausragend, viele andere eher billig und unnötig. Die Kunst besteht darin, die wertvollen Dinge und Gelegenheiten zu ergreifen. Und sie Teil unseres Lebens zu machen. Dann leben wir wirklich wertvoll.

Was mir persönlich wichtig ist und wie mir Franz von Assisi hilft

Die Frage nach meinen eigenen Werten beschäftigt mich nun schon seit einigen Jahren. Immer wieder habe ich mit dieser Frage gespielt. Mich kreativ mit ihr auseinandergesetzt und überlegt, wie ich meine eigenen Werte so zusammenfasse, dass ich sie zu jeder Zeit auf meinen inneren Bildschirm laden kann.

Das Ergebnis sind meine **FARBIGEn Werte.** Jeder Buchstabe steht dabei für einen Wert. Somit kann ich die Werte jederzeit aus dem Gedächtnis hervorholen und mich mit ihnen beschäftigen. Oft nehme ich mir morgens die Zeit und gehe diese Werte gedanklich durch. Ich erinnere mich daran, was mir wirklich wichtig ist und wofür ich heute leben möchte. Diese Übung hilft mir enorm, um mich vor vielen, vielen dringlichen Dingen zu schützen, die mich heute vom Wesentlichen ablenken wollen. Mit dieser Übung setze ich mir sozusagen Scheuklappen auf. Aber im positiven Sinne. Ich richte meine Aufmerksamkeit auf das Wesentliche. Auf meine FARBIGEn Werte.

Das B steht zum Beispiel dafür, dass mir Beziehungen wichtig sind. Gute und wechselseitige Beziehungen. Beziehungen sind wichtiger als Dinge. Ich will also meinen Tag so gestalten, dass ich in irgendeiner Weise in wichtige Beziehungen investiere. Mir dafür Zeit nehme. Energie aufwende. Gedanken mache. Aber das B geht noch weiter. Denn ich möchte von diesen Beziehungen eben nicht nur profitieren, sondern einen Beitrag leisten. B für Beitrag leisten. Menschen berühren. Das rufe ich mir immer wieder in Erinnerung. Manchmal bete ich auch das Gebet von Franz von Assisi:

> *Mache, dass ich danach trachte zu trösten,*
> *statt getröstet zu werden,*
> *zu verstehen, statt verstanden zu werden,*
> *zu lieben, statt geliebt zu werden.*
> *Denn wir können nur empfangen, wenn wir geben.*

Denn wir können eben nur empfangen, wenn wir geben. Wir können nur wirklich reich werden, wenn wir andere reich machen. Wir können nur erfüllt werden, wenn wir andere bereichern.

Das ist meine Überzeugung.

Deshalb schreibe ich dieses Buch.

7

Warum Ziele gefährlich sein können

Für einige Jahre war ich ganz vernarrt in Ziele.

Ziele haben mich motiviert. Ich habe sie gesetzt, gehegt und gepflegt. Habe für sie gelebt.

Im Grunde lebte ich sehr oft in der Zukunft. Dort, wo meine Ziele waren. Denn dort wollte ich schließlich auch sein. Wir gehörten doch zusammen. Die Folge war, dass ich dabei wichtige Beziehungen vernachlässigte. Wir saßen z. B. gemütlich beim Abendessen, aber gedanklich war ich schon in der Zukunft. Beim morgigen Gespräch. Beim Jahresabschluss in fünf Monaten. Bei der Rede, die ich in zwei Wochen halten sollte. Ich war dort, wo meine Freunde waren - bei meinen Zielen.

Mittlerweile hat sich einiges geändert. Ja, ich bin immer noch mit vielen Zielen gut befreundet. Denn ich glaube, dass wir alle ein paar wichtige Ziele haben sollten. Ziele, die uns motivieren und uns morgens aus dem Bett springen lassen. Und das eben nicht nur, weil wir dringend aufs Klo müssen. Die richtigen Ziele wekken Vorfreude in uns. Und Vorfreude auf das Morgen gibt uns Kraft für das Heute.

ABER.

Ja, es gibt ein dickes Aber. Ziele können uns davon abhalten, ganz bewusst im Heute zu leben. Sie können mich so stressen und ablenken, dass ich die heutigen Begegnungen nicht genießen kann. Schöne Momente verpasse. Erst gestern las ich einen guten Satz.

„Die Arbeit läuft nicht davon, während du deinem Kind einen Regenbogen zeigst, aber der Regenbogen wartet nicht, bis du mit der Arbeit fertig bist." (Aus China)

Genau das kann passieren, wenn wir nicht richtig mit unseren Zielen umgehen. Wir werden vom Regenbogen abgehalten. Vom wichtigen Jetzt. Denn eines ist doch klar: Wir können die Zukunft nicht leben. Sobald wir sie erreicht haben, ist sie zur Gegenwart geworden. Die Zukunft ist wie ein Läufer, der immer ein Stück schneller ist als wir. Manchmal wartet der Läufer auf uns und wir haben das Gefühl: Gleich habe ich dich eingeholt. Aber bevor wir ihn erreichen, ist er schon wieder weiter gerannt.

Die Zukunft ist uns immer voraus.

In der Zukunft können wir nicht leben. Und in der Zukunft können wir auch nicht unsere Geschichte schreiben. Das können wir nur in der Gegenwart. Im Hier und Jetzt. Nur HEUTE kannst du Geschichte schreiben. Nur heute.

Warum der Opa als gebrochener Mann starb

Eine wahre Geschichte, die jemand einmal in einem Vortrag erzählte. Von einem Großvater, der von seinem Enkel besucht wurde.

Während der kleine Junge im Wohnzimmer spielte, schaute der Opa im TV ein Fußballspiel und zählte dabei Geld. Irgendwann verschwand der Enkel durch die Terrassentür nach draußen. Aber der Opa merkte es nicht. Denn er zählte ja das Geld. Und schaute auf den Bildschirm. Dann klingelte es an der Haustür. Der Nachbar stand mit großen Augen vor der Tür und fragte den Opa aufgeregt, ob ihm bewusst sei, dass in seinem Swimmingpool ein kleiner Jungenkörper auf dem Wasser treibe.

Der Opa war geschockt.

Sofort rannte er durch das Wohnzimmer hinaus in den Garten. Dort sah er seinen kleinen Enkel leblos auf dem Wasser treiben. Sofort versuchten sein Nachbar und er, den Jungen zu retten und das Wasser aus dem Kleinen zu bekommen. Und tatsächlich: Der Kleine überlebte. Aber er hatte zu lange keinen Sauerstoff gehabt. Seitdem vegetiert der Junge nur noch vor sich hin. Schwerstbehindert und pflegebedürftig. Es war ein Unfall, ein nicht beabsichtigtes Vergehen, und doch so unendlich tragisch. Und das nur, weil der Großvater seine Augen zur falschen Zeit auf etwas Unwichtiges richtete.

Der Opa ist mittlerweile verstorben. Er starb als zerbrochener Mann. Weil er im falschen Moment seinen Fokus vom Wesentlichen abgelenkt hatte.

Diese Geschichte erinnert mich daran, dass falsche Prioritäten manchmal katastrophal enden können. Es gibt so viele Dinge, die an sich nicht schlecht sind. Ja, sie können sogar gut und hilfreich sein. Aber wenn sie mich zur falschen Zeit von dem wirklich Wichtigen abhalten, dann ist es tragisch. Aber weder du noch ich wollen tragisch enden. Deshalb gibt es eine Sache, die wir immer wieder machen können: Uns an das Wesentliche in unserem Leben erinnern.

So fülle ich mein Leben mit dem, was wirklich reich macht.
Zum Schluss des Kapitels möchte ich dir vier Fragen mitgeben, die ich mir selbst immer wieder stelle. Morgens beim Meditieren. Tagsüber beim Autofahren. Oder wenn ich mir bewusst eine Auszeit nehme. Das Ziel dabei ist, dass ich diese Werte nicht nur kenne, sondern sie lebe. Denn nur Werte, die gelebt werden, machen wirklich reich.

Frage 1:
Welche Dinge sind für mich wirklich wichtig und wesentlich und was sind die Werte, die mein Leben erst reich und erfüllt machen?

Durch diese Frage erinnere ich mich. Ich halte mir das wirklich Wichtige vor Augen. Ich präge mein Denken. Und nehme dadurch bewusst selbst den Stift in die Hand, um meine Geschichte zu schreiben.

Frage 2:
Warum sind mir diese Dinge so wichtig und warum machen sie mein Leben reicher?

Durch diese Frage haue ich den Pflock noch tiefer in mein Unterbewusstsein. Durch meine eigene Antwort rede ich selbst wie ein guter Anwalt auf mich ein und überzeuge mich von der Wichtigkeit dieser Werte. Wenn ich mein Warum kenne, wird meine Vision immer schärfer.

Frage 3:
Wie lebe ich diese Werte ganz konkret?

Werte und Prioritäten sind nutzlos, wenn sie nicht gelebt werden. Und sie zu leben heißt, ganz konkrete Schritte zu gehen. Entscheidungen zu treffen. Die Werte mit Inhalt zu füllen. Dies tue ich mit dieser Frage.

Frage 4:
Wie sieht mein Leben aus, wenn ich zwei Jahre regelmäßig in diese Werte investiere?

Hier fange ich an, ein inneres Bild in meinem Geist zu malen. Ein Bild, das mich inspiriert. Ein Bild, das mich in Bewegung setzt. Eine Geschichte, die mich so bewegt, dass ich dadurch weitergehe und genau diese Geschichte lebe.

Wertvoller als Diamanten

Es gibt die Geschichte eines weisen Mannes.

Er hatte sich nach einem Tag Wanderung unter einem Baum niedergelassen, um dort die Nacht zu verbringen. Plötzlich kam ein Dorfbewohner angerannt und sagte: „Der Stein! Gib mir bitte den kostbaren Stein!"

„Welchen Stein?", fragte der weise Mann.

„Letzte Nacht hatte ich einen Traum", berichtete der Dörfler, „und mir wurde gesagt, ich würde bei Einbruch der Dunkelheit am Dorfrand einen weisen Mann finden, der mir einen kostbaren Stein geben würde, sodass ich für immer reich wäre. Ich hätte dann keine Geldsorgen mehr."

Der weise Mann durchwühlte seinen Sack und zog einen Stein heraus. „Wahrscheinlich ist dieser gemeint", sagte er, während er dem Mann den Stein gab. „Ich fand ihn vor einigen Tagen auf einem Waldweg. Du kannst ihn natürlich haben."

Staunend betrachtete der Mann den Stein. Es war ein Diamant und sogar ein ziemlich großer. Er nahm den Diamanten und ging weg.

Die ganze Nacht wälzte er sich im Bett und konnte nicht schlafen. Am nächsten Morgen weckte er den weisen Mann bei Anbruch der Dämmerung und sagte: „Bitte gib mir den Reichtum, der es dir ermöglicht, diesen Diamanten so leichten Herzens wegzugeben."

Ich liebe diese Geschichte. Denn sie erinnert mich daran, dass nicht immer die Dinge am wertvollsten sind, die am hellsten scheinen. Genauso sind auch nicht die Themen am wichtigsten, die am lautesten schreien. Es braucht ein genaues Hinschauen, um das Wertvolle vom Billigeren zu unterscheiden. Aber genau das macht unser Leben so reich. Wenn wir erkennen, was uns wirklich reich macht. Und dann die Gelassenheit haben, auf die anderen Dinge verzichten zu können.

8

Wie du eine Persönlichkeit mit Profil wirst

Ich möchte gerne eine Schildkröte sein. Nicht in jeder Hinsicht. Aber ich möchte mich so fühlen wie die Schildkröte in dieser kurzen Geschichte:

Ein Hase wollte gerne mit der Schildkröte ein Wettrennen veranstalten. Also sagte er ihr: „Wer zuerst zu Hause ist, hat gewonnen."

Die Schildkröte war einverstanden. Und so zählte der Hase bis drei, rief laut LOS und rannte was das Zeug hielt.

Eine Sekunde später hörte er die Schildkröte rufen: „Gewonnen."

Der Hase drehte sich um und sah die Schildkröte, wie sie hinter ihm her spazierte, aber sich dabei in ihren Panzer zurückgezogen hatte. Die Schildkröte hatte gewonnen, denn sie war immer und jederzeit zu Hause.

Bei sich selbst. Unter ihrem eigenen Panzer.

In diesem Sinne will auch ich eine Schildkröte sein. Was meine ich damit? Du und ich - wir rennen durchs Leben. Wir haben Ziele und Agenden. Wir beschäftigen uns mit Themen. Entscheiden, tun und machen. Wir sind mit Menschen zusammen, lassen uns durch Smartphone und spannende Webseiten in andere Welten mitnehmen und sind so viel beschäftigt. Und so selten zu Hause! Wir sind ganz viel im Außen, aber so selten im Innen. Wie jemand einmal sagte:

„Wenn wir selten in uns gehen, müssen wir uns nicht wundern, wenn wir irgendwann keinen mehr antreffen."

Deshalb geht es in diesem Kapitel um die wichtigste Investition - dein ICH. Dein Ich sollte ein Ort sein, an dem du dich zu Hause fühlst. An dem du angekommen bist. Sicherheit empfindest. Ein Ort, an dem du gerne bist.

Ein sehr fleißiger Zimmermann entschied sich nach vielen Jahren, seinen Job aufzugeben, um etwas anderes zu tun. Sein Arbeitgeber war bestürzt zu hören, dass er einen seiner besten Leute hergeben sollte. Er fragte ihn, ob er ihm zuliebe noch den Bau eines letzten Hauses beaufsichtigen und dabei mithelfen würde. Der Zimmermann willigte ein. Aber während des Projektes merkte er, dass er gar nicht mehr so ganz bei der Sache war.

Er wollte aufhören, hatte keine Lust mehr. Und so wurde er nachlässig. Er kaufte schlechtes Material und übersah immer mehr Fehler der Arbeiter. Schließlich war das Haus fertig, allerdings in einem bemitleidenswerten Zustand. Am selben Tag noch kam der Arbeitgeber vorbei, um das Haus zu besichtigen und dem Zimmerer dann mit einem breiten Lächeln und mit den Worten den Schlüssel zu überreichen:

„Überraschung, Überraschung. Das ist mein Geschenk an dich. Dafür, dass du so viele Jahre eine gute Arbeit geleistet hast." Der Zimmermann war überwältigt und gleichzeitig schockiert. Was für eine Schande. Wenn er das vorher gewusst hätte, dann hätte er natürlich ganz anders gearbeitet.

Die Moral der Geschichte: Wir alle bauen, machen und tun. Oft stellen wir später erst fest, woran wir eigentlich gebaut haben, nämlich in erster Linie an unserem eigenen Lebenswerk, an unserer Persönlichkeit und unserem Charakter. An unserem Ich.

Durch alles, was du denkst, sagst, entscheidest und tust, arbeitest du bewusst oder unbewusst auch immer an deiner Persönlichkeit. Jeder Gedanke prägt deinen Charakter. Jede Entscheidung beeinflusst deine Persönlichkeit. Und mit dieser Persönlichkeit lebst in erster Linie DU. Wenn du dich in deinem „Panzer" wohlfühlst, dann bist du immer zu Hause. Dann bist du immer gerne dort, wo du dich gerade aufhältst. Und dann bist du auch immer mit den richtigen Leuten zusammen.

Das Wichtigste bei einer Klassenfahrt

Vor einiger Zeit fuhr unsere Tochter auf Klassenfahrt. Sie freute sich darauf. Und das war auch klar, denn sie wusste schon Wochen vorher, mit wem sie sich das Zimmer teilen würde. Das war schließlich das Wichtigste. Die ganze Reise wäre um ein Vielfaches schlechter verlaufen, wenn sie mit den falschen Leuten auf einem Zimmer sein müsste. Aber sie teilte sich die Bude mit ihren Freundinnen. Deshalb freute sie sich darauf und genoss die Zeit auch so sehr.

Wir alle wissen, wie wichtig es ist, mit den richtigen Leuten zusammen zu sein. Ob beim Urlaub, in der Ehe oder eben am Arbeitsplatz. Berater schreiben in ihren Büchern, dass unsere Persönlichkeit, unser Lebensstil, ja sogar unser Bankkonto in der Regel den Durchschnitt derer widerspiegelt, mit denen wir uns am meisten umgeben. Unsere Mitmenschen prägen uns. Deshalb ist es enorm wichtig, mit welchen Menschen du dich abgibst und von wem du dich prägen lässt.

Du kannst mir sicher auf Anhieb drei Menschen nennen, die du auf einer Party lieber nicht sehen möchtest, oder?! Gleichzeitig kennst du aber auch Menschen, die eine Feier garantiert aufhellen und mit denen jede Begegnung ein wertvoller Moment ist. Am liebsten wären wir immer mit solchen Menschen zusammen, die uns Stärke und Gelassenheit vermitteln. Menschen, die das Glück steigern und den Schmerz lindern. Wir möchten mit Menschen zusammen sein, die gut für uns sind und unsere Lebensqualität nach oben schrauben.

Die gute Nachricht: Genau das kannst du erreichen. Denn der Mensch, mit dem du am meisten Zeit verbringst und der dich am meisten prägt, bist du selbst. Wenn uns schon wichtig ist, mit wem wir in den Urlaub fahren, dann sollte uns doch noch wesentlich wichtiger sein, mit wem wir den Rest unseres Lebens, 24 Stunden am Tag und sieben Tage pro Woche, verbringen.

Freunde können wir verlieren.
Arbeitskollegen wechseln.
Verabschiedungen und Trennungen gehören zum Leben.
Aber von uns selbst werden wir nie getrennt.

Ich und meine Persönlichkeit - wir beide sind bis ans Lebensende aneinander gekettet, ob wir wollen oder nicht. In die eigene Persönlichkeit zu investieren ist deshalb das klügste, beste und wichtigste, das wir je tun können. Und dabei ist folgendes zu bedenken: Wir befinden uns ständig in einem Veränderungsprozess. Du wirst entweder wachsen oder schrumpfen. Entweder stärker oder schwächer werden. Deine Persönlichkeit wird an Glanz und Charakter gewinnen oder verlieren. Diese Persönlichkeit hat ein entscheidendes Mitbestimmungsrecht auf die Qualität deines Lebens. Und auf die Qualität deiner Geschichte. Eine Geschichte, die dich begeistert und andere Menschen inspiriert.

Oder eine Geschichte, die verstaubt in einem Secondhandshop in der Ecke liegt.

Weil sie nicht lesenswert ist.

9

Der Trick für eine starke Persönlichkeit

Persönlichkeit. Was für ein spannendes Thema!

So viel wurde schon darüber geschrieben. Und das zurecht, denn die eigene Persönlichkeit ist definitiv ein Thema, mit dem wir uns alle intensiv beschäftigen sollten.

Was macht eine Persönlichkeit aus?
In welche Art von Persönlichkeit wollen wir uns entwickeln?
Habe ich überhaupt Einfluss auf meine Persönlichkeit?

Um dieses Thema etwas zu ordnen, nutze ich für mich persönlich den „Trick“. Die Buchstaben im *TRICK* stehen für fünf Faktoren, die meine eigene Persönlichkeit ausmachen. Fangen wir also an.

Faktor 1: Das T steht für die Triumphe, die wir bis zu unserem Tod regelmäßig feiern.

Irgendwo las ich einmal von einem jüngeren Mann. Er regte sich immer auf, dass auf Hochzeiten seine alten Tanten zu ihm kamen, ihm über den Kopf streichelten und meinten: „Junge, der nächste bist aber du." Das hörte erst auf, als er dasselbe mit ihnen machte. Aber nicht auf Hochzeiten. Sondern bei Beerdigungen.

Ja, wir werden alle nicht gerne daran erinnert. Aber wann auch immer es sein wird - einmal sind auch wir dran. Wir werden alle älter und wir werden alle einmal sterben. Das Beste, das wir aus dieser Tatsache machen können, ist, dass wir uns auf diesen Tag vorbereiten. Und für die letzte Phase unseres Lebens gewappnet sind.

- Wer will ich sein, wenn ich kurz vor dem Tod stehe?
- Zu was für einer Persönlichkeit will ich mich entwickelt haben?
- Was soll meine Familie, mein Arbeitskollege, meine Freundin über mich sagen können?

Viele ältere Menschen wurden gefragt, was sie in ihrem Leben bereuen. Interessant ist, dass viele Menschen keine Dinge nennen die sie falsch machten, sondern wertvolle Dinge die sie nicht getan haben.

- Sie haben nicht die Initiative ergriffen.
- Sie sind das Risiko nicht eingegangen, um etwas Neues auszuprobieren.
- Sie haben im Leben viel geträumt, aber ihren Traum nicht gelebt.

Um es auch anders auszudrücken: Sie haben sich nicht zu der Persönlichkeit entwickelt, die sie hätten werden können. Aus Angst oder Faulheit haben sie ihre Wurzeln nicht weit genug ausgestreckt und sind somit auch nicht so hoch und stark gewachsen wie andere Bäume. Sorry, ich meinte Menschen.

Das Erste, was ich für meine Persönlichkeit tun kann, ist mir bewusst zu sein, dass es einmal den letzten Tag geben wird.

Meine Chancen sind nicht unbegrenzt.
Die Gelegenheiten sind irgendwann zu Ende.
Das Ende ist früher oder später in Sicht.

Deshalb will ich jeden Tag nutzen und in meine Persönlichkeit investieren. Hinzulernen. Wachsen. Den Horizont erweitern. Und immer mehr die Persönlichkeit werden, die ich sein kann und die Gott für mich vorgesehen hat.

Denke also bewusst an das Ende und stell dir vor, du bist bis dahin zu der Persönlichkeit herangereift, die Geschichte geschrieben hat. Es muss keine Geschichte sein, die es in die Geschichtsbücher schafft. Aber eine Geschichte, die andere Menschen inspiriert.

- Was für ein Mensch bin ich gewesen?
- Was hat mich ausgezeichnet, wofür war ich bekannt?
- Durch welche Charaktereigenschaften habe ich Menschen positiv geprägt und bereichert?
- Welche Spuren habe ich hinterlassen?
- Wie haben sich Menschen in meiner Gegenwart gefühlt und warum?
- Was hat sich in der Welt um mich herum verändert, weil ich da war?

Wofür steht also das T? Es steht für Tod. Wenn ich diesen ab und zu mal bewusst vor Augen habe, bin ich fit für das Leben. Das T kann auch für den Triumph stehen. Denn ich möchte das Leben als Triumph beenden. Mit vielen kleinen und großen Siegen auf der Reise. Bis hin zum großen Triumph. Wenn es nach dem Tod weitergeht, wie ich persönlich überzeugt bin. Aber gut, das ist eine andere Geschichte.

Faktor 2: Das R im TRICK steht für die Rolle, die wir im Lebensfilm spielen.

Viele Menschen träumen davon, Schauspieler oder Star zu werden. Sie warten darauf, dass man ihnen eines Tages eine wichtige Rolle gibt und sie die Gelegenheit haben, ganz groß rauszukommen. Die Chance dafür ist natürlich sehr gering. Aber das ist auch gar nicht schlimm, denn wir alle haben bereits hervorragende Rollen erhalten, die wir nur noch gut kennen und zu „spielen" brauchen.

Das Wort Person heißt im Lateinischen „persona" und bedeutet „Maske des Schauspielers". Die persona ist die Charakterrolle, die jemand in seiner Rolle darstellt. Nun bedeutet dies nicht, dass wir eine bestimmte Maske im negativen Sinne tragen sollten und anderen und uns selbst etwas vormachen. Persona erinnert uns lediglich daran, dass wir alle eine Rolle spielen. Und je besser wir diese kennen und spielen, desto erfolgreicher ist der Film unseres Lebens.

Hier ein Beispiel von Moses Mendelssohn, wie wir diese Rolle verstehen können.

Moses Mendelssohn war ein besonderer Mann.

Er hatte sich vor zwei Jahrhunderten als jüdisch-deutscher Philosoph einen Namen gemacht. Er war brillant, aber leider mit einem schweren Los. Er war ein kleiner, buckliger unattraktiver Mann.

Trotzdem verliebte er sich in eine schöne anmutige junge Frau. Gretchen war die Tochter eines reichen Bankiers. Einige Monate, nachdem Mendelssohn Gretchen kennengelernt hatte, besuchte Mendelssohn Gretchens Vater und fragte vorsichtig, was wohl seine hübsche Tochter von dem Gedanken hielte, ihn zu heiraten. „Denn ich liebe Ihre Tochter sehr", meinte Mendelssohn zu dem Vater und bestand darauf, dass der Vater ihm die Wahrheit über Gretchens Gefühle ihm gegenüber sagte. Der Vater zögerte und meinte langsam: „Naja, die Wahrheit ist, dass meine Tochter etwas beängstigt ist, wenn sie Sie sieht, weil ..."

„... weil ich ein Buckliger bin?", beendete Mendelssohn den Satz.

„Ja," sagte der Vater, „weil Sie ein Buckliger sind."

Mendelssohn schwieg. Dann, nach ein paar Sekunden, fragte er den Vater, ob er trotzdem noch kurz die Tochter sehen könne, um sich von ihr zu verabschieden. Der Vater erlaubte es und Mendelssohn ging die Treppe hoch und fand Gretchen in ihrem Zimmer, wo sie mit Nähen beschäftig war. Sie vermied es, Mendelssohn anzuschauen, während die beiden sich über verschiedene Themen unterhielten.

Schließlich lenkte Mendelssohn die Unterhaltung zum Thema Ehe. Gretchen fragte ihn, ob er tatsächlich an den alten Spruch glaube, dass Ehen im Himmel geschlossen werden.

„Aber sicher", antwortete Mendelssohn. „Und da wir gerade bei dem Thema sind, lassen Sie mich Ihnen erzählen, dass mir etwas Ungewöhnliches passiert ist. Wie Sie wissen, rufen die Engel immer alle zusammen, wenn ein Junge geboren wird. Sie verkünden dann laut, welches spezielle Mädchen dieser Junge zur Frau haben wird. Dieser Entschluss ist von Ewigkeit her beschieden und keiner kann die Entscheidung ändern. Nun, als ich geboren wurde, machten die Engel natürlich auch über mich diese Ansage und kündigten an, welche Frau für mich als Ehefrau bestimmt ist.

Und dann schwiegen die Engel für eine Sekunde und fügten hinzu, dass die Frau von Mendelssohn einen schrecklichen Buckel auf ihrem Rücken haben wird. Ich schrie laut auf, sodass der himmlische Gerichtshof und die Engel ihre Aufmerksamkeit auf mich richteten. Ich schrie: „Oh, Herr. Nein! Nein! Ein Mädchen mit einem solch schrecklichen Buckel auf dem Rücken wird sehr schnell bitter und hart und muss furchtbare Witze und Verletzungen ertragen. Nein, Herr, ein Mädchen sollte hübsch und anmutig sein. Bitte, oh Herr, bitte lass meine Frau einen anmutigen Körper haben und gib den Buckel mir."

Und weißt du was passierte, Gretchen? Gott erhörte mein Gebet und ich bin so froh, dass ich der Junge mit dem Buckel bin und du das Mädchen mit dem anmutigen Körper"

Gretchen war tief bewegt und sah Mendelssohn mit völlig neuen Augen.

Einige Zeit später wurde sie seine treue und liebende Ehefrau.

Ehrlich gesagt glaube ich nicht, dass die Ehen auf diese Art tatsächlich im Himmel geschlossen werden. Darum geht es mir hier auch nicht. Worauf ich hinaus will?

Diese Geschichte erinnert mich daran, dass nicht die Umstände oder gar unsere angeblichen Behinderungen für unsere Lebensqualität und unsere Persönlichkeit verantwortlich sind. Die größte Behinderung befindet sich in unserem Denken. Und genau hier ist auch die größte und effektivste Lösung zu finden.

Mendelssohn hatte eine starke Persönlichkeit. Er war äußerlich „behindert", aber er hatte ein gesundes Selbstbild und spielte eine gute Rolle. Mit seiner Sichtweise nahm er den Stift selbst in die Hand und schrieb eine spannende Geschichte. Er setzte das in die Tat um, was Mark Twain einmal sagte:

„Das, was jemand von sich selbst denkt, bestimmt sein Schicksal."

Du und ich spielen eine Rolle in diesem großen Spielfilm „Leben". Je besser du deine Rolle kennst und spielst, desto erfolgreicher wird der Film.

Eine praktische Übung

Stell dir vor, dein Leben wird verfilmt. Und zwar das Leben, wie du es dir wünschst. Ein Leben, das aber auch realistisch erreichbar bist. Als Frau würde es zum Beispiel keinen Sinn machen, sich ein Leben vorzustellen, in dem du der Papst bist. Also, wie sollte dieser Film, der andere begeistert und inspiriert, sein?

- Welche Rolle spielst du in diesem Film?
- WIE spielst du diese Rolle?
- Welche Aufgaben erfüllst du, was macht dich aus?
- In welcher Weise ist deine Rolle „heldenhaft“?

Diese Übung kann ein hilfreiches Gedankensprungbrett sein, um generell über die eigene Persönlichkeit nachzudenken. In Beratungsgesprächen geht es sehr oft darum, sich das Endergebnis klar auszumalen. Wie verhältst du dich als jemand, der eine starke Persönlichkeit hat und Spuren hinterlässt? Welche Charaktereigenschaften hast du, wenn du diese Wunschperson tatsächlich heute schon wärst?

Im Prozess dieser Gedankengänge wird dann oft klar, dass viele Dinge HEUTE schon realisierbar sind. Du kannst diese Person heute schon spielen. Ein guter Schauspieler lernt seine Rolle ja auch dadurch, dass er die gewünschte Person immer und immer wieder spielt und einübt. Verhalte dich so wie deine Wunschpersönlichkeit, und du wirst mit der Zeit immer mehr zu dieser Person.

Du wirst zu dem, was du immer wieder siehst, sagst, entscheidest und tust.

Unsere innere Sichtweise beeinflusst unsere Gefühle und unser Verhalten. Genauso beeinflusst unser Verhalten aber auch wieder unsere Gefühle und unsere Sichtweise. Durch das bewusste Verändern unserer Sichtweise UND unseres Verhaltens können wir uns immer mehr nach oben schwingen.

Übrigens, das Thema Persönlichkeit wird in den unterschiedlichsten Fachgebieten behandelt und auch jeweils etwas anders beschrieben. Für uns reicht es an dieser Stelle aus, die Persönlichkeit als das Gesamtpaket zu verstehen, das dich als Person ausmacht und dich von anderen Menschen unterscheidet.

Damit wir unsere Persönlichkeit gesund und stark entwickeln, sollten wir immer folgende Unterscheidung machen:

1. Manche Eigenschaften und Merkmale unserer Persönlichkeit sind angeboren, vererbt und gehören zu unserer DNA. Es würde dich nur schwächen und frustrieren, wenn du diese Dinge unter allen Umständen verändern wolltest. Mit solchen Eigenschaften beschäftigen wir uns im nächsten Abschnitt, wenn es um das I für Identität im TRICK geht.

2. Viele Eigenschaften und Merkmale unserer Persönlichkeit sind jedoch erlernt und angeeignet. Sie können verändert und sollten stetig zum Positiven weiterentwickelt werden. Um solche Merkmale geht es beim TRICK in den Buchstaben C für Charakter und K für Kompetenz.

Du kannst allein schon dadurch eine Menge Energie sparen und neue Kräfte gewinnen, wenn du diese beiden Bereiche klar unterscheidest und weißt, mit welchen Eigenschaften du dich besser anfreundest und welche du verändern kannst und willst.

Anders ausgedrückt: Deine Rolle spielst du dann am besten, wenn du in Übereinstimmung mit deiner Identität lebst und einen starken Charakter und die richtigen Kompetenz entwickelst.
T = Tod und triumphales Ende.
R = Rolle, die wir spielen.

Weiter geht es zum I.

Faktor 3: Das I im TRICK steht für unsere Identität.

Hier kommt nun die kürzeste Geschichte im ganzen Buch. Und doch beschreibt sie ein ganz wichtiges Prinzip, damit wir immer mehr die Persönlichkeit werden und leben, die zu uns passt.

„Ich werde ihn vor dem Ertrinken retten“, sagte sich der Vogel. Und so schnappte er sich den Fisch und legte ihn über einen Ast.

Ja hat der Vogel denn einen Vogel? Weiß er denn nicht, dass alle Tiere unterschiedlich sind? Vögel sind in der Luft in ihrem Element. Fische sind im Wasser in ihrem Element. Ein Vogel würde im Wasser ertrinken, ein Fisch an der Luft ersticken. Das weiß doch jeder, oder?

Nun, bei den Tieren ist uns das vielleicht bewusst. Aber auch wir Menschen sind unterschiedlich. Und vielleicht haben wir manchmal deshalb das Gefühl, keine Luft zu bekommen, weil wir nicht in unserem Element sind. Jeder von uns ist in unterschiedlichen Situationen und Aufgabenbereichen in seinem Element. Manche Aufgaben treiben uns förmlich in die Höhe und wir haben das Gefühl zu fliegen. Andere geben uns das Gefühl, dass wir bald ersticken.

In vielen Ländern nutzt man statt Personalausweis das Wort Identitätsausweis (identity card). Die Karte weist dich mit deiner ganz individuellen Persönlichkeit aus und kann in keinem Fall übertragen werden. Da steht zum Beispiel, welche Augenfarbe du hast und welcher Nationalität du angehörst. Dinge, mit denen du dich identifizierst und anhand derer andere dich wiedererkennen.

Identität - ein weites und spannendes Thema. Für dieses Kapitel will ich mich auf einen Punkt konzentrieren: Es geht hier um Eigenschaften deiner Persönlichkeit, die du nicht verändern kannst. Sie gehören einfach zu dir. Das bist du. In diesen Punkten kannst du - mit einem Augenzwinkern, versteht sich - die Einstellung von Konrad Adenauer haben. Er sagte einmal: „Die einen kennen mich. Die anderen können mich."

Was sind das für Eigenschaften? Es ist z. B. dein Temperament, deine ganz persönliche DNA. Ich zum Beispiel bin ein Introvertierter. Ja, ich feiere gerne mit Menschen. Lache viel mit anderen. Finde Unterhaltungen spannend. Aber ich bin introvertiert. Das merke ich unter anderem daran, dass ich meine Energie aus dem Alleinsein ziehe. Wenn ich ausgepowert bin, muss ich alleine sein und nicht unter Leute gehen. Weil ich das weiß, kann ich viel besser darauf achten, dass ich immer öfters in meinem Element bin.

Aufatme. Durchatme. Luft bekomme. Eben im Alleinsein.

Genauso gibt es noch andere Eigenschaften und Themen, die unlösbar mit mir verknüpft sind. Zum Beispiel mein Glaube an Gott und meine Beziehung zu Jesus Christus. Das gehört einfach zu mir. Mein Leben wäre öde und trostlos ohne diese Beziehung zu Gott. Wenn ich Zeit mit Gott verbringe, dann atme ich oft auf. Bin in meinem Element.

Genauso gehört auch das Thema multikulturelles Zusammenleben zu mir. Meine Frau kommt aus Singapur. Ich habe einige Jahre im Ausland gelebt. Wir sprechen mehrere Sprachen zu Hause. Wenn ich mit Menschen anderer Nationalität zusammen bin, dann blühe ich auf. Fühle mich wohl. Diese Kombination an Themen und Eigenschaften macht mich individuell. Ich habe eine ganz persönliche Identität. So bin ich.

Und du hast eine andere Identität. Bist einzigartig und ganz individuell.

Wenn wir uns jetzt gegenüber sitzen würden, dann wäre ich ganz stark daran interessiert, dich kennenzulernen. Und dann würde ich dir bestimmt eine Menge Fragen stellen:

- Womit identifizierst du dich?
- Was gehört zu dir?
- Was kann oder soll auf keinen Fall geändert werden?

Je genauer du diese Fragen beantworten kannst, desto stärker kannst du in deinem Element leben und stark und entspannt bleiben. Peter Boltersdorf hat einige Olympiateams gecoacht und hält Seminare u. a. zu Themen wie Selbstmotivation. Das Fazit einer Rede, die ich von ihm hörte:

„Der Weg zu Leistung und Erfolg ist, mich selbst so gut wie möglich zu kennen und entsprechend meiner Persönlichkeit auszuwählen, zu entscheiden, zu tun."

Identifiziere dich mit den Wesensmerkmalen die dich ausmachen und lebe in Übereinstimmung mit deiner Identität - dann bist du in deinem Element. Und wenn du in deinem Element bist und deine Identität lebst, dann lebst du nicht nur selbst stärker, sondern bist auch noch eine Inspiration für andere. Du schreibst eine Geschichte, die andere inspiriert.

Eine Geschichte mit deinem ganz persönlichen TRICK.

T = Tod und triumphales Ende.
R = Rolle, die wir spielen.
I = Identität und deine ganz persönliche DNA.
C =
K =

10

So wirst du charakterstark

Von einem bekannten und verehrten Wunderrabbi ging die Sage aus, dass er jeden Morgen vor dem Frühgebet zum Himmel emporsteige. Ein Mitnaged, ein Gegner des Rabbis, lachte darüber und legte sich vor Morgengrauen auf die Lauer. Da sah er: Der Rabbi verließ, als ukrainischer Holzknecht verkleidet, sein Haus und ging zum Wald. Der Mitnaged folgte von Weitem.

Er sah den Rabbi ein Bäumchen fällen und in Stücke hacken. Dann lud sich der Rabbi das Holz auf den Rücken und schleppte es zu einer armen, kranken, einsamen Jüdin. Der Mitnaged blickte durch das Fensterchen: Drinnen kniete der Rabbi am Boden und heizte den Ofen ein.

Als die Leute nachher den Mitnaged fragten, was es mit des Rabbis täglicher Himmelfahrt auf sich habe, sagte er still:

„Er steigt noch höher als zum Himmel."

Dieser Wunderrabbi hatte Charakter. Und genau dafür steht auch das C im TRICK. Was ist Charakter? Charakter ist mehr als das, was wir nur einmal tun. Charakter ist auch mehr als das, was wir tun, wenn andere uns beobachten. Lass mich eine persönliche Beschreibung geben:

Charakter ist das, was wir auch dann tun und sind, wenn wir uns unbeobachtet fühlen. Charakter geht tiefer, ist beständiger und verlässlicher. Und jetzt kommt das wirklich Wichtige: Charakter lässt sich ändern! Entwickeln. Verbessern. Stärken. UND er ist so ungemein wichtig!

Als Personalentwickler bin ich u. a. für die Einstellung neuer Mitarbeiter zuständig. Unsere Vorstellungsgespräche dauern bis zu drei Stunden. Wir nehmen uns Zeit, wollen die Personen wirklich kennenlernen und viele Eigenschaften abklopfen, die uns wichtig sind. Was ist uns wichtig? Unbedingt auch der Charakter. Wir brauchen Mitarbeiter mit Charakter. Mitarbeiter, auf die wir uns verlassen können. Die echt und authentisch sind. Verantwortlich leben. Integrität besitzen.

Der Charakter ist mindestens genauso wichtig wie die beruflichen Kompetenzen.

Wenn du eine starke Persönlichkeit entwickeln willst und eine Inspiration für andere sein möchtest, dann brauchst du einen starken Charakter. Hier wäre es fatal, wenn du die Einstellung behältst: „Die einen kennen mich, die anderen können mich“. Es wäre tragisch, wenn du sagst: „So bin ich nun mal“. Nein, so bist du nicht. Zumindest musst du so nicht bleiben! Unser Charakter kann sich ändern.

Der Begriff Charakter bedeutet im Griechischen Werkzeug zum Gravieren; Gravierer; Stempel, Siegel. Laut Bedeutungslexikon ist Charakter das individuelle Gepräge eines Menschen. Charakter ist also zweierlei: Es ist einmal selbst das Ergebnis einer Gravur, ein Gepräge. Zum anderen funktioniert dieses Gepräge wieder als Stempel, um auch andere damit zu prägen.

Als Illustration vergleichen wir einmal eine 1-Cent Münze mit einer 5-Cent Münze. Beide Münzen sind vom Material nicht sehr unterschiedlich und die 5-Cent Münze ist auch nicht 5-mal so groß. Der Wert der Münze entsteht allein durch die Prägung auf dem Geldstück. Durch eine andere Prägung ist die 5-Cent Münze 500% wertvoller als die kleinere Münze.

Durch einen werte-vollen Charakter bringst du deinem Leben UND vielen anderen Menschen um dich herum einen erheblichen Mehrwert. Diesen Mehrwert schaffst du dadurch, dass du „der Münze eine andere Prägung aufdrückst". Denn wir prägen nicht nur Münzen und Geldstücke, sondern auch Menschen. Erst uns selbst, dann auch andere.

Wodurch prägen wir uns? Durch Gedanken, Worte und Taten.

Meine erweiterte Definition für Charakter: Charakter ist das Ergebnis dessen, was ich immer wieder sehe, denke, sage und tue. Mein wiederholtes Sehen, Denken, Reden und Tun prägt meinen Charakter und macht mich zu der Person, die ich bin. Der römische Kaiser Marc Aurel hat im zweiten Jahrhundert schon darauf hingewiesen: *„So wie die Gedanken sind, ist auch der Charakter, denn die Seele wird von den Gedanken geprägt."*

Mit den Gedanken fängt es an, aber es geht weiter, wie ein Sprichwort aus China zeigt:

Achte auf deine Gedanken, denn aus ihnen entstehen Wörter.
Achte auf deine Worte, denn aus ihnen entstehen Taten.
Achte auf deine Taten, denn aus ihnen entwickeln sich Gewohnheiten.
Achte auf deine Gewohnheiten, denn daraus entsteht dein Charakter.
Achte auf deinen Charakter, denn er bestimmt dein Schicksal.

Unser Charakter ist also ein Ergebnis, ein Resultat. Ein Ergebnis ist nicht angeboren und wir sind unserem Charakter nicht hilflos ausgeliefert. Wir können uns ändern. Wie kannst du am besten deinen Charakter entwickeln? Ich persönlich gehe dazu folgende Schritte:

1. Als erstes mache ich mir ein Bild vom Ergebnis. Wie möchte ich gerne sein? Welche Charaktereigenschaften sind meiner Meinung nach wertvoll? Diese Charaktereigenschaften habe ich mir aufgeschrieben. Sie mit dem Wort VORBILDHAFTER Charakter verbunden. Jeder Buchstabe steht dabei für eine Eigenschaft. Das V steht zum Beispiel dafür, dass ich verlässlich bin. Menschen können sich auf mich verlassen. Das ist mir wichtig.

2. Diese Charaktereigenschaften gehe ich immer wieder gedanklich durch. Durch die Assoziation mit dem Wort VORBILDHAFT kann ich mich immer schnell an alle Eigenschaften erinnern und sie ins Gedächtnis rufen. Beim Autofahren, unter der Dusche oder als Art Meditation.

3. Im Alltag versuche ich nun so zu denken, zu reden und zu handeln, dass diese Eigenschaften immer stärker werden. Ich präge mich. Ganz bewusst. Und oft eben auch unbewusst. Denn dadurch, dass ich meinem Unterbewusstsein regelmäßig mitteile, in welche Richtung ich mich gerne entwickeln will, passiert etwas. Das Unterbewusstsein fängt an, mein Verhalten zu beeinflussen. Mich zu prägen. Meinen Charakter zu formen.

Wichtig ist natürlich, dass du deine eigene Liste hast. Dein eigenes Profil prägst. Und dadurch auch andere Menschen positiv prägst. Eben mit deiner TRICK-reichen Persönlichkeit.

T = Tod und triumphales Ende.
R = Rolle, die wir spielen.
I = Identität und deine ganz persönliche DNA.
C = Charakter, der Spuren hinterlässt.

Bleibt uns also nur noch das K.

11

So kannst du beruflich erfolgreicher werden

Es gibt eine Kombination von Parametern für beruflichen Erfolg. Und zwar für einen Erfolg, den wir entspannt, gelassen und gleichzeitig mit Leidenschaft erreichen. Ohne auszubrennen.

Die Kombination ist: Reduziere dich so gut es geht auf das, was
1. du können kannst
2. du sehr gerne machst
3. einen Mehrwert für andere bringt.

Ganz ehrlich - das ist natürlich nur ein Teil der Wahrheit. Erfolg ist so viel mehr. Und er kann von vielen unterschiedlichen Seiten betrachtet werden. Was ist schon Erfolg? Hier geht es um ein paar berufliche und wirtschaftliche Prinzipien, die dir eine Hilfe sein können. In diesem Sinne also die drei Prinzipien.

1. Mach, was du gut können kannst.

Es ist noch ganz jung, fast erst geboren. Sitzt am Waldsee und beobachtet die Enten. Und es denkt sich: „So entspannt will ich auch später mal auf dem Wasser schwimmen."

Und so fängt das Eichhörnchen an, das Schwimmen zu lernen. Das Lernen ist anstrengend, macht auch keinen Spaß, und immer wieder trinkt das Eichhörnchen ganz viel Wasser und macht Bekanntschaft mit den Fischen.

Aber das Eichhörnchen hat schließlich kluge Bücher gelesen. Ja, in dieser Geschichte kann das Eichhörnchen lesen. Und das, obwohl es noch so jung ist. In den Büchern wurde immer wieder geschrieben, dass der wichtige Faktor für Erfolg das Dranbleiben ist. Nicht aufgeben. Weiterlernen.

Würde es in diesem Fall Sinn machen? Natürlich nicht. Selbstverständlich ist es gehörig wichtig, dass wir an einer Sache dranbleiben. Lernen, bis wir es können. Aber nur dann, wenn wir es auch wirklich können können. Das heißt, wenn wir das Potential dazu haben, es immer besser machen zu können. Und gut darin sein können. Wenn wir also die potentielle Kompetenz besitzen.

Nun hat das Wort Kompetenz im Lateinischen zwei Bedeutungen. Einmal „Eignung" und zum anderen „Zusammentreffen". Im Englischen kommt es aus dem Begriff „compete", das heißt wettstreiten. Worauf will ich hinaus?

Wir alle haben bestimmte Fähigkeiten und Begabungen mit auf den Weg bekommen. Diese Fähigkeiten konkurrieren miteinander in dem Sinne, dass wir uns immer wieder fragen: „Bin ich gut darin?" Ja, es gibt bei jedem von uns bestimmte Fähigkeiten, die in diesem Wettstreit definitiv gewinnen. In denen wir besser sind als in anderen Bereichen. Nicht im Vergleich mit anderen Menschen, sondern im Vergleich mit anderen Fähigkeiten, die wir besitzen.

Wir alle haben Begabungen. Aber unterschiedliche. Um also stark und entspannt zu leben und gleichzeitig Gas geben zu können, sollte jeder von uns die Fähigkeiten trainieren, die ihm entsprechen. Denn auch das Eichhörnchen muss erst einmal das Klettern lernen. Aber die Chance, dass es darin richtig gut wird, liegt bei 99,9%. Das Klettern lernen wird dem kleinen Geschöpf wesentlich weniger Stress, Schweiß und Selbstzweifel kosten als das Schwimmen lernen. Stattdessen wird es einen kleinen Triumph nach dem anderen feiern, weil es immer höher, schneller und weiter klettern kann.

Wie gesagt, das lateinische Wort für „competentia" heißt Eignung. Wenn ich weiß, dass ich für eine Aufgabe wirklich geeignet bin und es „mein Ding" ist, und dieses Ding auch zu meinem mache, dann lebe ich erfolgreicher und entspannter.

Eine Aufgabe besteht also darin, unsere persönlichen Kompetenzen herauszufinden. Die Dinge, die uns liegen. Mir persönlich haben dabei ein paar gute Persönlichkeitsanalysen geholfen. Gleichzeitig habe ich mich bewusst beobachtet. Andere Menschen gefragt. Und immer mehr entdeckt, was ich gut kann und worin ich auch immer besser werden kann.

Ich merke: Wenn ich diese Dinge tue, dann ist das oft mit Erfolgserlebnissen verbunden. Ich erreiche meine Ziele, die Aufgabe wird gut erledigt, ich bekomme ermutigendes Feedback. Aber Stop!

Manche dieser Aufgaben machen mir nicht viel Spaß. Ich muss mich trotzdem anstrengen. Ich zahle zwar nicht mit Selbstzweifeln und Stress, aber es kostet mich oft eine gehörige Portion Selbstmotivation, weil ich eigentlich keine Lust dazu habe.

Als Beispiel: Sechs Jahre habe ich im Bereich Marketing gearbeitet. Ich habe nicht immer, aber doch meistens gutes Feedback bekommen. Die Geschäftsleitung war zufrieden. Ich konnte viele der Aufgaben erledigen, neue Projekte starten, die Marketingabteilung aufbauen. Aber es war nicht wirklich „mein Ding". Es hat mich weitaus mehr Kraft gekostet als das, was ich heute beruflich als Personalentwickler mache. Grund dafür ist das zweite Element für eine erfolgreiche Kombination:

2. Tue das, was du gerne machst.

Noch mal kurz zur Erinnerung: Es gibt Dinge, die wir nicht gut hinbekommen. Und wir werden auch nie gut darin werden. Das Eichhörnchen wird nie wie eine Ente auf dem Wasser schwimmen können. Bei mir sind es zum Beispiel handwerkliche Berufe. Oder technische Lösungen finden. Je schneller ich meine Unfähigkeiten akzeptiere, desto besser. Denn dann erspare ich mir und anderen eine Menge Zeit, Ärger, Frust und Geld.

Dann gibt es Tätigkeiten, die wir ausüben können. Ja, wir haben das Zeug dazu. Aber sie machen uns keinen großen Spaß. Wir müssen uns dazu aufraffen, kommen selten in den Flow. Bei mir sind es zum Beispiel Aufgaben im Marketing-Bereich. Oder die Küche effizient zu putzen. Das kann ich. Aber es gehört definitiv nicht zu den Tätigkeiten, für die ich voller Vorfreude aus dem Bett springen würde.

Und dann gibt es noch die Dinge, für die wir die Fähigkeiten besitzen UND die wir richtig gerne tun. Hier muss uns keiner motivieren. Das würden wir auch ohne Geld tun. Freiwillig. Weil es uns so viel Freude bereitet. Spaß bringt. Das Leben bereichert.

Bei mir ist es z. B. Zeit mit meiner Familie zu verbringen. Gemeinsam zu kuscheln, mich von meiner Tochter in Rommykup schlagen zu lassen oder einen gemeinsamen Ausflug zu machen. DAS befriedigt mich enorm. Aber noch etwas tue ich mit Leidenschaft: Menschen inspirieren.

Ich schreibe diese Zeilen zum Beispiel gerade im Urlaub. Die Sonne scheint, ich sitze auf der Terrasse und haue diese Zeilen in mein Smartphone. Es macht mir Spaß. Befriedigt mich. Genauso gerne lese ich auch Bücher, die mich in meiner Persönlichkeit weiterbringen und mich darin inspirieren, das Miteinander mit anderen Menschen zu verbessern. Und meine Beziehung zu Gott vertrauter zu machen.

Ich könnte den ganzen Tag solche Bücher lesen, darüber nachdenken und dann das Essentielle aus dem Gelesenen an andere weitergeben. Per Blog. Im Podcast. Am liebsten live in einem Vortrag. Oh ja, das weckt in mir Leidenschaft. Das befriedigt mich.

Allerdings gibt es zwischen den beiden Tätigkeiten (Zeit mit der Familie verbringen oder Menschen inspirieren) einen großen Unterschied: Die erste macht mein Privatleben reicher. Die zweite bereichert auch andere Menschen außerhalb meines familiären Umfeldes. Sie bringt einen Mehrwert für andere. Das wiederum bedeutet, dass sich die Tätigkeit monetarisieren lässt. Und somit kommen wir zum Königsweg:

3. Tue beruflich das, was du gut kannst, was du gerne tust UND was auch einen Mehrwert für deinen Chef, den Markt, deine Mitmenschen hat.

Im Rahmen der Personalentwicklung erarbeiten wir gerade einige konkrete Arbeitsplatzbeschreibungen für Mitarbeiter. Dabei wird mir immer klarer: Die beste Arbeitsbeschreibung ist diejenige, die am klarsten auf die Persönlichkeit und Kompetenzen des einzelnen zugeschnitten ist. Der Mitarbeiter liefert dadurch aufgrund seiner Kompetenzen die besten Ergebnisse, bringt den größten Mehrwert UND hat auch noch Freude in dem, was er tut.

Auch deine Arbeitsbeschreibung hat einen enormen Einfluss darauf, wie gestresst oder gelassen du und alle anderen sind, die mit dir zusammenarbeiten. Sie beeinflusst deinen beruflichen Frustlevel, deine Anzahl an Erfolgserlebnissen bis hin zu deinem Bankkonto.

Deshalb überlege einfach mal konkret, welche Fähigkeiten du hast und sehr gerne im Beruf oder auch in einem anderen Umfeld vermehrt einsetzen willst.

Vielleicht gibt es einen Bereich, den du stärker ausbauen willst? Eine Fähigkeit, die du noch besser können könntest, an der du auch noch eine Menge Freude hast und deshalb weiter trainieren willst. Zum Beispiel durch eine Weiterbildung. Einen Kurs. Ein paar guter Bücher. Coaching.

Je mehr du die Dinge tust, die du gut kannst, dazu noch sehr gerne machst und die anderen helfen, desto wertvoller wirst du für andere. Und desto wertvoller empfindest du auch dein eigenes Leben.

Vielleicht denkst du jetzt, das ist doch alles ein alter Hut. Klar wäre es schön, wenn du das tun könntest, was dir Spaß macht, du gut kannst und auch noch vom Chef, den Kunden oder dem Markt generell gebraucht wird, nicht wahr? „Ein alter Hut, aber ich kann ihn trotzdem nicht tragen. Er passt mir nicht", sagst du dir vielleicht. „Ich kann doch nicht einfach meine Arbeit wechseln oder mir eine neue Arbeitsbeschreibung erarbeiten, oder?"

Das ist eine gute Frage.

Denn deine Arbeit spielt eine große Rolle in deiner Geschichte. Du verbringst viele Stunden damit. Egal, ob als Angestellte, Hausfrau oder Selbstständiger. Deshalb ist diese Frage enorm wichtig, und ich bin froh dass du sie stellst.

Nun, wenn du beim Lesen feststellst, dass du generell überhaupt keine Freude an dem hast was du tust, dann solltest du auf jeden Fall überlegen, was sich ändern lässt. Und es lässt sich oft mehr ändern, als wir uns bewusst machen. Hier zu tief einzusteigen, würde den Rahmen sprengen, aber ich will dir gerne drei Tipps mitgeben:

3a. Freu dich an dem HEUTE, so gut es geht.

Das Beste, das du dir und anderen antun kannst, ist, in der jetzigen Situation so viel Zufriedenheit wie möglich zu erlangen. Ich meine nicht unbedingt, mit der Situation, sondern in der Situation. Vielleicht macht die Arbeit selbst nicht viel Spaß oder du fühlst dich unfähig. Aber es gibt eine Menge anderer Gründe, warum du Luftsprünge machen kannst.

Das Geld, das du hast.
Die Kollegen, mit denen du zusammenarbeitest.
Die Erfahrungen, die du machst.
Das, was du in deiner Freizeit tust.
Die Luft, die dir jeden Tag zur Verfügung steht.
Und dass du nicht jeden Tag Rosenkohl essen musst.
Und so vieles mehr …

Es gab mehrere Phasen in meiner Laufbahn, da habe ich die Arbeit wirklich nicht gerne gemacht. Ich wäre am liebsten morgens liegengeblieben und hätte den Job geschmissen. Aber ich bin drangeblieben und hab mir gerade in solchen Zeiten bewusst gesagt, wofür ich dankbar bin und was gut an dem Job ist. Und neben dem Job. Trotz des Jobs.

Es geht nicht darum, dass wir uns unsere Geschichte schöner reden als sie ist. Aber dass wir das Schöne in der Geschichte sehen.

Diese bewusst positive Einstellung hat meinen Frustlevel immer wieder nach unten gedrückt und meine Stimmung nach oben gezogen. Wir können nicht immer alles gleich ändern. Und wir können auch nicht immer nur das tun, was uns Spaß macht. Aber wir können uns IMMER dafür entscheiden, wie wir mit der Situation umgehen und auf die Umstände reagieren. Es sind oft gerade diese Trockenzeiten, in denen wir die Chance haben, unseren Charakter zu stärken und unsere Persönlichkeit zu entwickeln.

3b. Organisiere dich mittelfristig so, dass deine Arbeit mehr deinen Kompetenzen entspricht.

Es gibt eine Sache, mit der du deinen Chef innerlich jubeln lässt. Zumindest, wenn er ein kluger Arbeitgeber ist. Und zwar, wenn du mitdenkst. Wenn du konstruktiv überlegst,

- wie du für das Unternehmen den besten Mehrwert liefern kannst.
- mit welchen deiner Fähigkeiten du für alle den größten Nutzen erzielst,
- welche Aufgaben dich zu sehr stressen und deine Produktivität negativ beeinflussen,
- wie deine Arbeitsplatzbeschreibung am besten umgeschrieben werden könnte, um den größten Nutzen für alle zu erzielen.

Ja, ein kluger Chef IST bereit, über Veränderungen nachzudenken. Und er ist froh, wenn du den ersten Schritt machst und ihm konstruktive Ideen bringst. Es lohnt sich, das Gespräch zu suchen. Vielleicht ist es in deiner Situation auch nicht der Chef, mit dem du das Gespräch suchen solltest, sondern dein Ehepartner. Die Leitung deiner Kirchengemeinde? Das Team, das du seit Jahren leitest? Es lohnt sich, das Gespräch zu suchen.

3c. Arbeite langfristig darauf hin, dass du immer mehr das tust, was „dein Ding“ ist.

Wenn wir das tun was uns mit Leidenschaft erfüllt, dann werden wir wirklich reich. Vielleicht nicht immer in monetärer Form. (Geld ist sowieso nicht der echte Reichtum, sondern viel mehr das, was wir nicht mit Geld kaufen können.) Auf jeden Fall erlangen wir dadurch mehr Erfüllung, mehr Gelassenheit, mehr Lebensqualität.

„Ja, klasse“, denkst du jetzt, „dafür reicht es aber nicht, wenn ich ein paar Dinge an meiner Arbeitsbeschreibung ändere. Dann muss ich etwas komplett anderes tun.“

Ist das so bei dir? Wenn ja, warum machst du es dann nicht?

Ich verstehe, dass es nicht immer so einfach ist. Und nicht von heute auf morgen machbar. Aber du kannst darauf hinarbeiten. Lass mich hier eine Möglichkeit zeigen:

Während du in deinem Beruf ein finanziell stabiles Standbein hast, kannst du mit dem anderen Bein spielen. Es stärker machen und vorbereiten, damit du irgendwann komplett vom einen Bein auf das andere wechseln kannst. Schrittweise und relativ risikofrei.

Drei Möglichkeiten, wie du dein Spielbein zum beruflichen Standbein machst.

1. Innerhalb der Firma kannst du darauf hinarbeiten, in Zukunft eine andere Stelle zu besetzen.

Ich habe zum Beispiel die ersten Jahre im Marketing gearbeitet. Heute bin ich in derselben Firma für die Personalentwicklung verantwortlich. Dies kam nicht von heute auf morgen, sondern in mehreren Schritten. Durch kleinere Aktionen und Aufgaben im Personalbereich habe ich „mich ausprobiert" und gleichzeitig auch der Geschäftsleitung gezeigt, dass dies meinen Kompetenzen entspricht. Genauso kannst auch du überlegen, ob es in deinem Arbeitsumfeld Aufgaben gibt, die deinen Kompetenzen und deiner Leidenschaft entsprechen.

2. Du kannst dich neben der Arbeit weiterbilden.

Bei kleinen Kindern kann man am besten beobachten, wieviel Freude es bereiten kann, wenn sie spielerisch die Welt entdecken. Und dadurch immer mehr dazulernen. Sie können dadurch immer größere Aufgaben übernehmen.

Irgendwann - warum auch immer - haben die meisten dann mit dem Lernen aufgehört. Vielleicht, weil uns die Freude am Lernen in der Schule verloren gegangen ist? Auf jeden Fall ist es tragisch. Denn unser Leben kann eine Menge an Lebensqualität gewinnen, wenn wir das Lernen wieder entdecken. Schon allein um des Lernens willen. Aber eben auch, um uns dadurch in Zukunft wesentlich mehr Türen aufschließen zu können.

Für mich ist es deshalb zu einer guten Gewohnheit geworden, dass ich mich regelmäßig weiterbilde. Durch Tages- oder Wochenendseminare. Online-Kurse. Sachbücher. Bei Autofahrten höre ich fast immer Podcasts oder Vorträge. Durch dieses Weiterbilden reichere ich mein eignes Portfolio immer mehr an. Und zwar mit den Dingen, die meiner Leidenschaft entsprechen.

3. Werde zum Sidepreneuer.

Ja, ja, immer diese Anglizismen. Die sind für mich eigentlich ein No-go. Aber manchmal kann man eine Sache damit einfach am besten beschreiben, ohne einen ganzen Aufsatz zu verfassen.

Das Wort setzt sich aus zwei Wörtern zusammen. Side = Neben, nebenbei. Preneur kommt von Entrepreneur = Unternehmer. Ein Sidepreneur hat also eine feste Anstellung, aber er unternimmt nebenbei noch etwas anderes. Und zwar etwas, das er kompetent und mit Leidenschaft tut UND gleichzeitig monetarisieren kann. Also langfristig dadurch Geld verdient.

Den Podcast und Blog auf www.inspiriere.de betreibe ich zum Beispiel als Sidepreneur. Genauso auch meine Rednertätigkeit als StorySpeaker. Ich glaube dass es fast kein Thema gibt, das du nicht als Sidepreneur aufgreifen kannst. Egal, was du gerne machst und was deiner Leidenschaft entspricht. Es gibt sicher eine Möglichkeit, dies neben deinem Beruf gewinnbringend zu nutzen.

Wäre es nicht klasse, wenn du deine Erfahrungen und deine Fähigkeiten zum Wohl anderer einsetzt und davon auch selbst noch profitierst? Nun, vielleicht hat dieses Kapitel ja den einen oder anderen Impuls dazu gebracht.

Bereit zum Loslegen?

Ja, und jetzt sind wir auch schon durch mit unserer TRICK-reichen Persönlichkeit. Zur Erinnerung, wofür die Buchstaben stehen:
T = Tod und triumphales Ende.
R = Rolle, die wir spielen.
I = Identität und deine ganz persönliche DNA.
C = Charakter, der Spuren hinterlässt.
K = Kompetenzen, mit denen du andere bereicherst.

Dieses Buch ist, wie auch am Anfang geschrieben, zur Inspiration gedacht. Inspirieren bedeutet, schöpferische Impulse weiterzugeben. Was ich hier schreibe, hat auf keinen Fall den Anspruch der Vollständigkeit. Es ist auch keine Checkliste zum Abarbeiten. Oder eine Blaupause zum Kopieren. Du liest hier Impulse, die dir eine Starthilfe geben, um selbst schöpferisch tätig zu werden. Um deine eigene Geschichte ganz individuell weiterzuschreiben.

Meine Impulse verstehe ich wie ein Sprungbrett im Schwimmbad. Mit diesen Impulsen kannst du ins Wasser deiner eigenen Gedanken und Ideen springen und dich dort aufhalten, wo du in „deinem Element bist“.

Vielleicht hat dich nur ein Satz angesprochen? Eine Idee? Ein Thema im TRICK? Dann gehe am besten noch mal zu diesem Gedanken zurück, springe ein paarmal darauf rum und tauche dann weiter in deine eigenen Gedanken ein.

Also, Beine hoch und los.

12

Wie du entspannt lebst und Leuchtkraft besitzt

Es ist ein Wochentag.

Der gute Mann sitzt mit seiner Frau am Frühstückstisch und seine Arbeit beim Finanzamt geht erst in einer Stunde los. Er hat also Zeit. Nach dem Essen nimmt er sich die Zeitung, um die wichtigsten Nachrichten zu lesen.

Ab und zu ein Schluck aus der Kaffeetasse.
Zwischendurch ein Blick aus dem Fenster.
Und dann wieder zurück hinter die Zeitung.

Wieder ein Schluck Kaffee. Ein Blick aus dem Fenster. Und so weiter. Seine Frau ist inzwischen aufgestanden und einkaufen gegangen. Zwei Stunden später kommt sie zurück und sieht ihren Mann immer noch am Frühstückstisch sitzen. „Was machst du denn noch hier?", fragt sie ihn erstaunt. „Musst du heute nicht zur Arbeit?"

Erschrocken springt der Mann auf und meint: „Ach du Schreck. Ich dachte, da wär ich längst!"

Falls du ebenfalls beim Finanzamt arbeitest, dann verzeih mir den kleinen Scherz. Natürlich fallen längst nicht alle Menschen beim Amt in diese Schublade. Im Grunde gibt es in vielen Berufen und Bereichen die Art von Mensch, der es eher ruhig und entspannt angehen lässt. Manchmal fast zu entspannt.

Aber wenn du dieses Buch liest, dann gehörst du wahrscheinlich eher zu der anderen Kategorie von Mensch. Ich nehme einfach mal an,

- du willst etwas bewegen und hast im Leben noch viel vor.
- du willst Geschichte schreiben. Dein Leben muss es ja nicht gleich in die Geschichtsbücher schaffen. Aber du möchtest in irgendeiner Art ein Stück an der Geschichte mitschreiben. Menschen inspirieren. Etwas positiv verändern. Eine Not lindern und Probleme lösen.
- das Nichtstun dagegen ist für dich harte Arbeit. Langeweile ist anstrengend und du willst am liebsten immer etwas zu tun haben.

Falls ich mit meiner Einschätzung richtig liege, dann hab ich für dich noch eine zweite Geschichte:

Was du vom Leuchtturmwärter lernen kannst

Der Leuchtturmwärter war ein ganz netter Mensch.

Seine Aufgabe bestand darin, den Turm insbesondere bei Nacht am Leuchten zu halten, damit die Schiffe sich orientieren können und nicht gegen die Klippen auflaufen.
Jeweils am Monatsanfang wurde der Öltank des Leuchtturms aufgefüllt, um wieder genug Öl für die nächsten 30 Tage zu haben.

Nun war es so, dass der Leuchtturmwärter ein ganz netter Mensch war. Ich hatte es bereits erwähnt, oder? Dies sprach sich natürlich im nahe gelegenen Dorf herum. Es war also gar nicht verwunderlich, dass schon nach kurzer Zeit seines Dienstantritts die erste ältere Dame vor der Tür stand, um den Leuchtturmwärter zu besuchen. Zufällig hatte sie auch gleich einen kleinen Kanister dabei und bat bei der Verabschiedung, ob der Gastgeber ihr nicht den kleinen Kanister mit Öl befüllen könne.

Nun war es so - ich glaube, ich hab's schon erwähnt, dass der Leuchtturmwärter ein ganz netter Mensch war. Mit Freude füllte er ihr also den kleinen Kanister und verabschiedete sich winkend von ihr. Ein paar Tage später erschien ein Familienvater von sechs Kindern, um den Mann im Leuchtturm zu besuchen. Auch er brachte einen Kanister mit, da auch ihm das Öl ausgegangen war.

Nun war es so, dass der Leuchtturmwärter ein ganz netter Mensch war. Natürlich half er dem Familienvater und verabschiedete ihn dann mit einem fröhlichen Winken. Einige Tage später bekam der Leuchtturmwärter wieder Besuch. So ging es noch zwei, drei Mal in den nächsten Tagen.

Am 20. des Monats passierte es. Der Öltank war leer.

In den darauffolgenden zehn Tagen blieb der Leuchtturm dunkel und drei Schiffe zerschellten an den Klippen. In 10 Tagen starben 160 Personen und viele Familien warteten vergeblich auf ihre Lieben.

Dies alles passierte, weil der Leuchtturmwärter ein ganz netter Mensch war.

Die Geschichte vom Leuchtturmwärter möchte aufrütteln. Sie möchte schubsen, anstoßen, ermutigen und warnen. Denn wie dieser nette Mensch sind auch du und ich verantwortlich für unseren eigenen emotionalen, seelischen und körperlichen Energietank und dafür, dass wir leuchten und strahlen. Dieses Leuchten und Strahlen dürfen wir natürlich erst einmal selbst genießen und uns daran erfreuen. Aber damit nicht genug. Wenn wir genügend Energie, Gesundheit und Leuchtkraft haben, dann profitieren auch andere davon. Unsere Mitmenschen können sich an uns orientieren. Sie können von unserem Leuchten selbst angesteckt und bereichert werden.

Zwei Dinge kann ich also lernen:
1. Wir selbst sind für unseren Energiehaushalt verantwortlich. Zu jeder Zeit steht uns genügend Energie zur Verfügung. Die Frage ist nur, ob wir sie für die richtigen Dinge einsetzen.
2. Wenn unser Tank leer ist, leiden auch andere darunter. Nicht nur wir selbst sind dann ausgebrannt, sondern andere können dadurch ebenfalls ihre Orientierung verlieren. Und vieles andere dazu.

Es lohnt sich mehr als uns oft bewusst ist, dass wir unseren eigenen Tank immer so gefüllt wie möglich halten. Überlege doch nur einmal, was alles sein kann, wenn dein Tank proppevoll ist und du mit Energie und Leuchtkraft durchs Leben spazierst.

- Du fühlst dich wohler und entspannter.
- Du bist Herausforderungen stärker gewachsen.
- Deine Lebensqualität steigt enorm an.
- Du bist eine Orientierung und Inspiration für andere.
- Deine Familie und Freunde sind sehr gerne mit dir zusammen.
- Du hast einen positiveren Einfluss in deinem Team, an deiner Arbeitsstelle.
- Du hast Kraft und Energie, Probleme zu lösen und Not zu lindern.
- Dein Chef ist froh, dich zu haben.
- Und so vieles mehr.

Es lohnt sich!!

Die Alternative wäre im Endstadium: Burnout.

Burnout bedeutet immer, dass der Tank irgendwie leergelaufen ist. Man ist ausgebrannt, kann nicht mehr. Hat nicht genügend Energie und Kraft, um das Leben so zu meistern, wie man es eigentlich möchte. Burnout hat mit Verlust zu tun. Die Energie ist verloren gegangen. Und damit oft auch die Motivation, die Lebensfreude, die Orientierung. Das wollen wir aber nicht!

Nicht wahr? Das wollen wir doch nicht!!

„Hey“, denkst du jetzt, „warum kommst du so lehrerhaft rüber? Natürlich will ich das nicht. Und ich bin auch gar nicht in der Gefahr. Da ist noch eine Menge Sprit in mir. Keine Angst.“

Gut, dass du das ansprichst. Denn natürlich will ich nicht lehrerhaft rüberkommen. Entschuldige, wenn du das so empfunden hast. Aber ich weiß eben, wie schmerzhaft solch ein Burnout ist. Nie, nie, nie will ich wieder solch einen ausgelutschten Tank in mir haben. Nie.

Und noch etwas weiß ich. Nämlich, dass auch ich dachte, mir würde so etwas nicht passieren. Ich hab es auch nicht wirklich kommen sehen. Denn so ein Leerlaufen passiert nicht von heute auf morgen. Das geht schleichend. Wie die zwei Kilos, die ich im letzten Sommer zugenommen hatte. Ich bin nicht morgens aufgewacht und fühlte mich plötzlich schwerer. Nein, das ging ganz schleichend. Richtig gemein! Und irgendwann war es zu spät. Die Kilos hatten sich eingenistet. Und es braucht viel Motivation und Energie, um sie wieder loszuwerden.

Ähnlich ist es auch mit dem inneren Tank. Nur andersrum. Er entleert sich schleichend. Unmerklich. Aber stetig. Deshalb ist es ganz gut, zwischendurch bewusst auf die Tankanzeige zu schauen und sich zu überlegen, in welche Richtung die Nadel sich bewegt.

Tendiert mein Lebensstil eher dahin, dass mein Tank immer leerer wird?

Oder bin ich so aufgestellt, dass ich tendenziell immer einen vollen Tank habe?

Wie du dir deine Energie und Leuchtkraft erhältst

Ganz klar, wir alle wollen brennen statt ausbrennen. Die Geschichte mitschreiben, statt aus ihr auszusteigen. Damit wir das sicherstellen, können wir prinzipiell zwei Wege gehen:

Möglichkeit 1: Wir vermeiden und senken unnötigen Energieverbrauch und sorgen dafür, dass der Tank nicht so schnell leerläuft. Anstatt 10 Liter pro 100 Kilometer verbrauchen wir eben nur 5 Liter. Wir fahren sparsamer. Bildlich gesprochen, versteht sich.

Möglichkeit 2: Wir tanken viel und immer früh genug wieder auf. Statt alle 500 km fahren wir alle 250 km eine Tankstelle an.

Fangen wir mit der ersten Möglichkeit an. Die zweite Möglichkeit schauen wir uns dann in einem späteren Kapitel an.

Der nette Leuchtturmwärter gab sein Öl für Dinge her, für die es nicht gedacht war. Fazit: Er hatte einen zu hohen Energieverbrauch. Seien wir doch ehrlich: Genauso geben auch wir oft Energie her für Dinge, die es nicht wert sind. Für die uns unsere Energie nicht gegeben wurde. Leider steht uns allen aber nur ein bestimmtes Kontingent an Energie zur Verfügung. Wenn ich es für unwichtige Dinge ausgegeben habe, fehlt es mir für die wichtigen Dinge.

Nun, wie können wir Energie sparen? Erst einmal muss ich für mich definieren, was mir Energie kostet und was für mich eher eine Tankstelle ist. Du und ich erleben Aufgaben, Begegnungen, Events oder was auch immer ganz unterschiedlich. Was für deine Geschichte eher zweitrangig ist, bedeutet für mich vielleicht eines der Höhepunkte meiner Geschichte. Was für mich einen Energieverlust bedeutet, ist in deinem Fall vielleicht ein Energie-Booster. Zum Beispiel kostet es mich immer eine Menge Energie, wenn ich mit vielen Menschen zusammen bin. Ich bin gerne unter Menschen. Ich liebe es, die Geschichten von Menschen zu hören. Aber es kostet mich Energie. Ich tanke auf einer Party definitiv nicht auf. Andere dagegen sind ganz anders gestrickt. Sie empfinden eine Party als echte Tankstelle.

Du kannst also nur für dich selbst entscheiden, was für dich ein Energiefresser ist. Und nur du kannst dafür sorgen, dass du deinen Energieverbrauch senkst.

Vier Schritte, um deinen Energieverbrauch zu senken.

Jede Geschichte hat ihre eigenen Ereignisse, Wendungen und Schritte. Ganz klar. Jede Reise besteht auch aus vielen kleinen Schritten. In diesem Sinne sind diese vier Schritte auch nur ein Teil der Reise. Aber ein wichtiger Teil. Wenn du diese Schritte noch nicht gegangen bist, dann versuche sie doch einfach mal.

Schritt 1: Schreib dir auf, wofür du momentan deine Zeit, Kraft und innere Konzentration hergibst. Für welche Aufgaben, Beziehungen, Verantwortungen, Termine verbrauchst du deine Energie?

Schritt 2: Notiere dir dann jeweils, ob diese „Ausgabe" eher ein unnötiger Energieverbrauch ist oder eine wichtige Investition. Dadurch bekommst du schon mal mehr Klarheit und siehst, wo deine Energie hingeht. Ist dieser Verbrauch wichtig oder unnötig?

Schritt 3: Mit dieser Übersicht vor Augen entscheide nun bewusst, welche (Energie-) Ausgaben du in Zukunft vermeiden willst. Gibt es vielleicht eine Beziehung, die dir nur Energie zieht und es nicht lohnenswert ist, dass du weiter darin investierst? Oder eine Aufgabe? Ein Hobby? Oder vielleicht ist es auch einfach nur die Intensität oder Häufigkeit einer Sache, die du reduzieren willst.

Schritt 4: Von jetzt an überlege immer mal wieder bewusst ob das, was du gerade tust, ein unnötiger Energieverbrauch oder eine wichtige Investition ist.

Diese vier Schritte helfen schon einmal, dass wir bewusster leben und sensibel dafür werden, wo und wie stark wir unsere Energie verbrauchen. Im Grunde ist es wie bei den Finanzen. Da kann es am Ende des Monats schon mal zu großen Augen kommen. Wo ist nur das ganze Geld hin? Wir haben doch gar keine gewaltigen Ausgaben gehabt! Nein, keine großen Ausgaben, aber viele kleine Dinge, die man sich gegönnt hat. Oder für andere bezahlen musste.

Manchmal kopiere ich mir am Ende des Monats alle Ausgaben, die über unser Konto gelaufen sind, in eine Exceltabelle. Eine lange Liste mit ein paar größeren, aber vielen kleinen Ausgaben. Darf ich dir etwas verraten? Wenn ich mir die kleinen Beträge anschaue, dann schätze ich die Gesamtsumme immer niedriger ein, als sie letztendlich ist. Immer. Anders ausgedrückt: Ich bin immer erstaunt, zu was für einen großen Betrag sich diese kleinen Ausgaben summieren.

Die Gefahr versteckt sich in den kleinen Ausgaben. Beim Leuchtturmwärter waren es die kleinen Kanister für die lieben Nachbarn. Bei uns sind es andere viele kleine „Ausgaben". Aber in der Summe reißen sie ein großes Loch in unseren Tank. Lass mich dieses Kapitel mit einer Geschichte beenden.

Was wir von Till Eulenspiegel lernen können

Till Eulenspiegel spazierte gemütlich mit seinem Bündel Habseligkeiten die Straße entlang, als ihn eine schnell fahrende Kutsche überholte. Der Kutscher rief beim Vorbeifahren „Wie weit ist es bis zur nächsten Stadt?"

„Wenn ihr langsam fahrt, eine halbe Stunde – wenn ihr schnell fahrt, einen halben Tag, mein Herr!", rief Till Eulenspiegel ihm nach.

„Du Dummkopf!", lachte der Kutscher, trieb die Pferde noch heftiger an, und schon war die Kutsche hinter der nächsten Biegung verschwunden.

Till Eulenspiegel spazierte gemütlich weiter die Straße mit den vielen Schlaglöchern entlang. Eine Stunde später sah er dieselbe Kutsche im Straßengraben liegen, die ihn vorher so schnell überholt hatte. Die Vorderachse war gebrochen. Fluchend versuchte der Kutscher, das Problem zu beheben.

Als der Kutscher Till erblickte, schaute er ihn vorwurfsvoll an. Aber Till Eulenspiegel meinte nur gelassen: „Ich sagte euch doch: Wenn ihr langsam fahrt, eine halbe Stunde …"

Du und ich - wir wollen ankommen. Wir möchten sogar oft so schnell wie möglich ankommen. Und diesen Wunsch müssen wir auch gar nicht aufgeben. Im Gegenteil. Oft kommen wir schneller an, wenn wir langsamer fahren. Beim Kutscher waren es die Schlaglöcher, die ihn zu einer unnötig langen Pause gezwungen haben. Bei dir und mir sind es andere Schlaglöcher. Die vielen unnötigen Energieausgaben. Störfaktoren, die uns Energie rauben und nicht weiterkommen lassen.

Ich kann gar nicht sagen, wie froh ich bin, dass ich in den letzten Jahren ein Schüler von Till Eulenspiegel geworden bin. Also, zumindest von seiner Philosophie, was die Reisegeschwindigkeit angeht. Und weil dieses Thema so wichtig für unsere eigene Geschichte ist, geht's auch gleich weiter.

13

Wie du brennst statt ausbrennst

Kurzer Tatsachenabgleich: Wir alle wollen weiterkommen. Das Ziel erreichen statt auf der Strecke bleiben. Auch am Ende noch genügend Energie zur Verfügung haben, anstatt ausgelaugt am Rande zu liegen.

Deshalb will ich dir hier vier Möglichkeiten mitgeben, wie du deinen Energieverbrauch senkst und einen Zusammenbruch vermeidest.

Zur Erinnerung: Finanziell sind es oft die vielen kleinen Ausgaben, die uns das Genick brechen können. Wir stehen am Ende einfach nur erschrocken da und sind sprachlos, zu was für einen Betrag sich die kleinen Ausgaben summiert haben. Genauso eben auch bei unserem Energiehaushalt. Auch hier gibt es so viele kleine Ausgaben, die unseren inneren Tank immer leerer saugen wollen. Bis wir am Ende kaputt und nur noch genervt sind. Damit das nicht passiert, können wir uns die vier wichtigen W-Fragen stellen:

1. Was lasse ich weg?
2. Wie tue ich etwas?
3. Wo mache ich es?
4. Mit wem?

1. Was lasse ich weg?
Ich streiche Dinge, die mir nur Energie rauben.

In meinem Vortrag zu diesem Thema zeige ich an dieser Stelle das Bild von einem Kettenkarussell. Unsere Jüngste jagt auf dem Bild gerade im Kreis und lässt sich den Wind durch die Haare wehen. Sie hat richtig Spaß. Ich dagegen bekomme schon beim Hinschauen ein flaues Gefühl im Magen. Mir würde es definitiv keinen Spaß machen. Es wäre für mich der reine Stress.

Lass mich dieses Bild einmal nutzen und zeigen, welche Tätigkeiten ich vermeiden will, nämlich Karussell-Tätigkeiten. Ich gebe zu, dieses Wort habe ich mir selbst ausgedacht. Aber es passt so gut. Auf einem Karussell sitze ich immer dann (metaphorisch gesprochen), wenn ich mich bei einer Tätigkeit im Kreis bewege. Ich bin aktiv, verbrauche Energie, aber ich komme nicht weiter. Wenn ich dabei wenigstens noch Freude hätte, dann würde es wieder einen Sinn machen. Ja, dann wäre es vielleicht sogar eine Tankstelle. Aber hier spreche ich von Dingen, die keine Glücksgefühle in mir auslösen.

Wenn du z. B. ein Perfektionist bist, dann verstehst du sicher, was ich meine. Da arbeitest du an einer Sache und kommst gut voran. Das Projekt ist zu 80% im Kasten. Es sieht gut aus und ist im Grunde schon fertig. Aber eben noch nicht perfekt. Und so fängst du an zu feilen. Hier eine Änderung, dort noch mal etwas verbessern. Und schon fängt das Karussell an, sich zu drehen. Die Energie, Zeit und Kraft, die du jetzt noch investierst, ist im Vergleich zum Ergebnis in keiner Weise gerechtfertigt.

Nun weiß ich nicht, in welche Bücher du dich sonst noch vertiefst. Falls du das folgende Prinzip also schon zum 12ten Mal liest, dann sieh es einfach als Erinnerung. Und zwar geht es um das Pareto-Prinzip. Es ist fast schon eine Gesetzmäßigkeit. Wie das Gesetz der Erdanziehungskraft. So läuft es nun mal. Egal, ob wir daran glauben oder nicht.

Dieses Gesetz besagt, dass wir mit 20 Prozent unseres Einsatzes 80 Prozent des Ergebnisses erreichen. Diese 20/80 Werte sind natürlich nur ungefähre Kennzahlen. Es kann auch schon mal 25/75 oder 17/83 sein. Als Beispiel: In unserer Firma machen wir mit ca. 20 Prozent unserer Kunden 80 Prozent unseres gesamten Umsatzes. Und auch mit den 20 Prozent all unserer Produkte machen wir 80 Prozent des Umsatzes.

Dieses Prinzip kannst du auf Vieles anwenden. Mit 20 Prozent der Zeit erreicht ein Projektteam 80 Prozent der Ergebnisse. Für die anderen 20 Prozent der Ergebnisse müssen sie die restlichen 80 Prozent der Zeit investieren. Wenn sie denn 100 Prozent erreichen wollen.

Aber diese 100 Prozent müssen sie nicht erreichen. Es geht auch anders. Machen wir dazu ein keines Rechenbeispiel. Du kannst entweder ein Projekt zu 100 Prozent aufsetzen. Oder in derselben Zeit fünf Projekte zu je 80% fertigstellen. Fünf mal so viele Projekte! Viermal so viel Ergebnis. Denn statt 100 Prozent kannst du mit demselben Einsatz 5 x 80 = 400 Prozent erreichen.

Willst du dich trotzdem lieber noch für die 100 Prozent entscheiden? Dann lass uns noch mal kurz gedanklich aufs Karussell springen. In der Praxis sind 80 Prozent schon mal sehr gut. Das Projekt ist soweit fertig. Es reicht völlig aus. Wenn du also jetzt noch den 100-Prozent-Level erreichen willst, dann beginnst du meistens, dich im Kreis zu drehen. Du willst 100 erreichen, aber kommst nur sehr langsam voran. Wesentlich langsamer als vorher. Und das lohnt sich wirklich nur in Ausnahmefällen. Denn seien wir doch ehrlich: 100 Prozent schaffen wir nie. In der Regeln kämpfen wir uns dann auf 87 Prozent hoch. Mit noch mehr Einsatz schaffen wir es vielleicht auf 93 Prozent Aber 100 Prozent Fast unmöglich. Und auch unnötig. Denn in den meisten Fällen sind 80 Prozent schon völlig ausreichend. Viele würden den Unterschied zwischen 80 Prozent und 100 Prozent nicht merken.

Ich will ehrlich sein. So sehr ich das echte Karussell nicht mag, desto lieber sitze ich leider auf dem Metapher-Karussell. Manchmal kann ich mich einfach nicht davon losreißen. Man könnte doch noch so vieles besser machen. Ich kann gar nicht sagen, wieviel Zeit und Energie ich schon verbraten habe, weil ich auf diesem dummen Karussell saß. Hier noch die Webseite verschönern. Dort die PowerPoint-Folie zum vierten Mal verbessern.

Wenn du also auch ein Freund vom Karussellfahren bist, dann lass uns beide fest vornehmen: Abspringen und etwas anderes machen. Etwas tun, das uns weiterbringt und nicht so viel Energie kostet. Mit festem Boden unter den Füßen können wir nun zur zweiten Frage übergehen.

2. Wie tue ich etwas?
Ich tue die Dinge brav nacheinander.

Man sagt ja, dass Männer nicht multitasken können. So ein Quatsch. Gestern erst habe ich drei Dinge gleichzeitig vergessen.

Nein, mal ehrlich. Multitasking ist nicht nur für Männer schwierig, es ist überhaupt nicht möglich. Weder für Frauen noch für Männer. Zumindest können wir nie zwei Dinge gleichzeitig tun, bei denen unser Bewusstsein gefordert ist. Zum Beispiel Unterhalten und Nachrichten hören. Nach außen hin kann das zwar so scheinen. Aber im Grunde findet hier ein ständiger Wechsel statt. Unterhalten - Nachrichten - Unterhalten - Nachrichten - Nachrichten - Nachrichten - Türschlagen, weil der andere sich davon gemacht hat.

Denn du hast nicht richtig zugehört.

Wenn man sich die Gehirnaktivitäten genau anschaut, dann stellt man eben fest, dass sich das Gehirn immer nur auf eine aktive Aufgabe konzentrieren kann. Nie auf zwei gleichzeitig. Es sei denn, das Unterbewusstsein kann eine der beiden Aufgaben übernehmen. Zum Beispiel Autofahren. Oder die Spülmaschine ausräumen. Das machen wir ganz automatisch und wir können gleichzeitig auch noch der Frau zuhören oder von der Arbeit erzählen. Zuhören UND Erzählen funktioniert nicht zeitgleich. Also, ich meine wirklich zeitgleich. Zumindest nur mit Verlusten. Denn unser Gehirn wechselt ständig zwischen Zuhören und selbst Reden. Und dieser ständige Wechsel ist erstmal sehr anstrengend. Aber auch kontraproduktiv. Denn ich höre dann nur die Hälfte von dem, was der andere sagt. Und meine Sätze haben irgendwelche Lücken oder sind nicht ganz durchdacht, weil ich immer wieder aktiv zuhören musste.

Durch diese ständigen Wechsel verlieren wir oft mehr als 30 Prozent der gewünschten Ergebnisse. Und das gilt eben auch bei größeren Aufgabenblöcken, die ich „gleichzeitig“ erledigen will.

Man hat an der Londoner Universität eine Untersuchung durchgeführt. Eine Gruppe von Personen sollte einige Aufgaben nacheinander abarbeiten. Eine zweite Gruppe bekam die gleichen Aufgaben, aber die Personen wurden zwischendurch auch immer wieder gestört und sollten andere Aufgaben nebenbei erledigen, also vermeintlich multitasking arbeiten. Eine dritte Gruppe sollte die Aufgaben wie auch die erste (also nacheinander) abarbeiten, aber ihnen wurde Marihuana verabreicht.

Natürlich brachte die erste Gruppe die besten Ergebnisse. Die Personen hatten keine Ablenkungen, keine Drogen, und sie konnten alles schön der Reihe nach erledigen. Erstaunlich war aber, dass die abgelenkten, drogenfreien Personen weitaus schlechtere Ergebnisse lieferte als diejenigen, die bedröhnt arbeiteten. Das Fazit: Multitasking liefert schlechtere Ergebnisse als Marihuana! Na sowas!

Bitte verstehe mich nicht falsch. Marihuana ist definitiv nicht gut für uns! Es hat einen hohen Suchtfaktor und sollte wirklich vermieden werden. Aber Multitasking eben auch. Denn auch das angebliche Multitasking (was es ja im Grunde nicht gibt, wie wir gesehen haben) hat einen Suchtfaktor. Denn wir lieben die Ablenkung. Sie macht uns regelrecht süchtig. Bei vielen Ablenkungen werden Dopamin oder andere Glückshormone in unserem Körper freigesetzt. Ich weiß nicht, wie es dir geht, aber ich fühle mich oft gut, wenn die Bürotür aufgeht und jemand etwas von mir will. Schon allein, weil ich ein neugieriger Mensch bin und ich wissen will, was die Person will. Und dann noch das Gefühl, gefragt zu sein. Man will etwas von mir. Ich werde gebraucht. Was für ein Gefühl!

Aber auch wenn ich ganz alleine in meinem Homeoffice arbeite, liebe ich die Ablenkung. Hier schnell mal eine E-Mail öffnen. Dort eine Webseite besuchen. Und wenn ich dann mal eine halbe Stunde an einer Sache gearbeitet habe, dann macht sich langsam das Verlangen breit, jetzt eeeendlich mal etwas anderes zu tun. Ja wirklich, wir leben in einer Zeit der ständigen Ablenkungen. Unser Geist hat sich so an Ablenkungen gewöhnt, dass es uns oft sehr schwerfällt an einer Sache dranzubleiben.

Dabei sind es gerade die ablenkungsfreien Zeiten, in denen wir wirklich effektiv sind. Die effektivsten Phasen sind, wenn ich mich wie eine Briefmarke verhalte: Mich an eine Sache heften und kleben bleiben, bis das Ziel erreicht ist.

Dieses Ziel muss nicht weit in der Ferne liegen. Aber eben doch etwas weiter als nur bis zur nächsten Ablenkung. Wenn ich in den letzten Jahren etwas über effektives Arbeiten und Selbstmanagement gelernt habe, dann ist es folgendes: Dinge der Reihe nach in größeren Blöcken abarbeiten! Ein Projekt nach dem anderen. Je weniger Projekte ich an einem Tag (oder in einem Monat) bearbeite, desto effektiver bin ich in denen, die ich angehe.

Manchmal sitze ich den ganzen Tag nur an einem Thema, zum Beispiel ein Seminar vorbereiten. An solchen Tagen fühle ich mich am Abend richtig gut. Weil ich das Gefühl habe, wirklich etwas geschafft zu haben. Dann gibt es aber auch wieder Tage, an denen ich an mehreren Projekten arbeite, dafür aber eben immer nur für relativ kurze Zeit. Dazu kommen noch die vielen kleinen Aufgaben, die erledigt werden wollen. Am Ende solcher Tage beklemmt mich oft das Gefühl, irgendwie gar nichts geschafft zu haben. Kennst du das auch?

Ganz klar - weder in der Freizeit noch im Beruf können wir den ganzen Tag über störungsfrei arbeiten und uns nur auf größere Projekte konzentrieren. Die Taktung der ständigen Wechsel ist bei jedem anders. Aber ich glaube, dass du und ich zumindest in manchen Bereichen unsere Arbeitsweise verbessern können. Und mit verbessern meine ich hier, dass wir unsere Aufgaben und Projekte in eine sinnvolle Reihenfolge bringen und dann wirklich nacheinander abarbeiten. Zumindest in längeren Blöcken als bisher.

Je besser wir dies hinbekommen, desto mehr Energie sparen wir. Mein Vater hat übrigens bei seinem neuen Auto herausgefunden, wie schnell er genau fahren muss, um den geringsten Energieverbrauch zu haben. DAS löst bei ihm Dopamin aus. Genauso können wir es auch zum Spiel machen, unsere Aufgaben mit dem geringsten Energieverbrauch wie möglich zu erledigen. Immer das zu tun, was uns auch weiterbringt. Bis 80 Prozent erreicht sind. Und dann das nächste Projekt angehen. Und immer schön der Reihe nach.

3. Wo mache ich es?
Ich arbeite dort, wo es am günstigsten ist.

Wir alle müssen Aufgaben erledigen, die uns keinen Spaß machen und uns Energie ziehen. Aber wir tun es, weil es sich lohnt und sie getan werden müssen. Oder nicht? Falls du diese Aussage nicht mit Ja beantworten kannst, dann würde ich mir tatsächlich überlegen, ob diese Aufgabe wirklich dran ist. Aber reden wir einfach mal von den Aufgaben, die wir ungern tun, die aber notwendig sind. Das Gute ist: Auch bei diesen Aufgaben können wir den Energieverbrauch senken, und zwar indem wir uns den besten Arbeitsplatz suchen.

Es gibt nämlich Orte, die teuer sind. Und Ort, die günstiger sind.

Was meine ich damit? An manchen Orten bezahle ich mit viel Energie, und an anderen spare ich eine Menge Energie ein. Wenn du jetzt als Angestellter deinen festen Platz hast, kann dieser Abschnitt trotzdem noch hilfreich sein. Denn auch privat musst du immer wieder etwas erledigen; E-Mails schreiben, Schriftstücke lesen, Tante Erna anrufen. Was auch immer. Aber auch auf deiner Arbeitsstelle gibt es eventuell Möglichkeiten, dass du manche Arbeiten woanders erledigst. Orte, an denen du entspannter arbeiten kannst.

Denn viele Aufgaben kannst du von anderen Orten aus erledigen. Ortsunabhängiges Arbeiten nennt man das. Ein ganz spannendes Thema. Einige gehen sogar so weit, dass sie viele Monate des Jahres (oder komplett) in Asien oder an einem anderen schönen Ort verbringen, um von dort aus als digitale Nomaden zu arbeiten. Aber auch du kannst dich von Orten unabhängiger machen, um dadurch viel Energie einzusparen. Gleichzeitig genießt du deine Geschichte dadurch auch noch mehr.

Stell dir vor, du musst deine Steuererklärung fertigstellen. Wirklich keine Sache, die man gerne macht, oder? Aber stell dir vor, du würdest diese irgendwo am Strand unter Palmen durchziehen. Du bist alleine, hörst die Wellen rauschen, genießt die Seeluft in deinen Lungen und die Wärme auf deinem Körper. Während du dabei eine kalte, erfrischende Apfelschorle schlürfst, sortierst du deine Rechnungen. Du verknüpfst das Unangenehme mit etwas Angenehmen. Du machst eine unschöne Arbeit an einem schönen Ort. Dieselbe Tätigkeit raubt dir wesentlich weniger Energie. Weil du sie am Strand machst.

Das natürlich nur als Beispiel. Du sollst jetzt nicht für eine zweistündige Aufgabe in den Flieger steigen und eine Menge Geld bezahlen. Aber auch in deinem Umfeld gibt es eine Menge schöner Orte, an denen es sich besser arbeiten lässt, oder?

Diesen Text schreibe ich zum Beispiel gerade in der Bibliothek der Universität. Für ein paar Stunden habe ich mich hierhin zurückgezogen und genieße die Ruhe. Und die Atmosphäre. Viele junge Leute sitzen vor ihren Laptops und arbeiten fleißig. Um mich herum endlos viele Bücher. Ja, hier bin ich gerne. Das Schreiben kostet mich hier wesentlich weniger Energie, als wenn ich zuhause in meinem Büro schreiben würde. Obwohl ich auch dort gerne arbeite. Aber ich liebe eben auch die Abwechslung.

Es gibt auch noch andere Orte, an denen ich gerne meine Aufgaben erledige. In Starbucks, mit einem Decaf-Cappuccino mit Sojamilch. Herrlich. Oder ich sitze auch schon mal mit meinem Anglerstuhl am Rhein. Manchmal verziehe ich mich in die städtische Bücherei. Meinen letzten Podcast habe ich im Auto aufgenommen, mit Blick auf den Rhein.

Es gibt so viele Orte, an denen es sich gut arbeiten lässt und an denen wir weniger Energie verbrauchen, weil die Umgebung einfach schöner ist. Wer weiß - vielleicht treffen wir uns ja demnächst in einem Café und helfen uns gegenseitig bei unserer Steuererklärung.

4. Mit wem?
Ich meide die Sauger!

„Das war ein gutes Gespräch. Mit dir kann man sich soo gut unterhalten."

So oder ähnlich hat sich schon so mancher von mir verabschiedet. Und während er entspannt des Weges ging, fiel ich erschöpft in das Sofa und musste mich erst mal erholen. Kennst du auch solche Situationen?

Dass du mit Menschen zusammen bist, die völlig auf sich fixiert sind? Sie reden am liebsten über sich. Über ihre Situation, ihre Siege. Oder über die Fehler, die sie in anderen entdecken. Dabei zeigen sie kein bisschen Interesse an dem, was du denkst oder erlebst. Oder wie es dir geht. Stattdessen saugen sie deine ganzen Kraftreserven aus dir heraus.

Sie nutzen uns, als wären wir eine Dose Redbull. Saugen alle Energie aus uns heraus, damit sie anschließend weiterfliegen können. Wegen diesen Personen ist unser Sofa so durchgescheuert. Weil wir uns anschließend kaputt und ausgenutzt darauf wälzen müssen. Wenn wir mit diesen Personen reden oder gar zusammenarbeiten, dann fühlen wir uns anschließend leerer. Wir haben Energie verloren.

Natürlich sind nicht alle Menschen so. Aber doch ist die Chance sehr hoch, dass du mit ihnen in Kontakt kommst. So wie ich zum Beispiel mit Michael. (Name geändert). Michael geht es gut. Er hat alles, was ein Mann sich wünscht. Ist beruflich erfolgreich, hat ein dickes Auto und eine liebe Familie.

Und so freute ich mich natürlich, dass er den Kontakt zu mir suchte und sich mit mir treffen wollte. Also, nicht wegen des Autos, sondern weil ich gerne mit Menschen zusammen bin, die berufliche oder private Projekte erfolgreich geschafft haben und von denen ich lernen kann.

„Vielleicht will er etwas Berufliches mit mir besprechen oder hat ein spannendes Projekt, in das er mich einbeziehen will?", dachte ich mir. Also trafen wir uns zum Essen in einem schicken Restaurant.

Nach einer Runde Smalltalk fiel mir langsam auf, dass es irgendwie immer nur um ihn ging. „Aber gut, wahrscheinlich kommen wir gleich zum Punkt und dann weiß ich, warum wir hier bei einem leckeren Essen sitzen", dachte ich mir. Zwischendurch versuchte ich, das Gespräch auf tiefere Themen zu lenken. Oder Persönliches von ihm und seiner Familie zu erfahren.

Aber jeder Versuch endete damit, dass Michael wieder über seine Lieblingsthemen redete. Und diese Themen hatten nicht viel mit ihm als Person oder gar mit seiner Familie zu tun. Nichts wirklich Persönliches. Immer mehr merkte ich: Er war nicht im Geringsten an mir oder meiner Sichtweise interessiert. Auch hatte er kein Anliegen. Wollte kein Problem besprechen oder ein Projekt vorschlagen.

Er genoss einfach nur die Zeit, in der er sich nur für sich und seine Themen interessierte. Als wir uns dann einige Stunden später verabschiedeten, war ich fix und fertig. All meine Energie sprühte nun in Michael. Und ich lag kaputt auf der Couch.

Michael ist für mich ein Beispiel von Mensch, den ich gerne meide. Manchmal dauert es etwas, um diesen Typ oder die Art der Beziehung herauszufinden. Aber sobald ich das merke, meide ich solche Beziehungen. Wenn möglich. Denn sie ziehen mir nur Energie. Und diese benötige ich für wichtigere Dinge.

Aber Vorsicht. Ich meine damit nicht Menschen, die in Not sind. Bekannte oder Nachbarn, die ein offenes Ohr brauchen und ihr Problem mit jemanden besprechen wollen, weil sie nicht weiterwissen. Oder die mich aufsuchen, weil sie sich gerade so einsam fühlen. Das ist ein völlig anderes Thema. Wenn wir uns von solchen Personen „aussaugen" lassen, dann fühlen wir uns anschließend vielleicht kaputt, aber auf wunderbare Weise auch reicher. Wir haben etwas abgegeben und sind doch beschenkt worden.

Nein, bei den Saugern in diesem Abschnitt geht es mir um Menschen, die eigentlich alles haben. Außer vielleicht Fehler oder Probleme. Wie bei Michael. Er hatte keine Probleme. Oder Fehler. Zumindest wollte er den Anschein erwecken, als habe er sie nicht.

Michael hätte sich gerne wieder mit mir getroffen. Aber das wäre nicht gut für mein Sofa gewesen. Deshalb habe ich die Versuche mit einem freundlichen Nein abgeblockt. Denn ich wusste, dass dieses kurz gesagte NEIN (so schwer es auch fällt) nicht so schmerzhaft ist wie der Schmerz, einen ganzen Abend vergeudet zu haben. Was will ich also sagen? Überlege bewusst, mit wem du deine Zeit verbringst. Mit wem du zusammenarbeitest. Manchmal können wir es nicht beeinflussen. Aber oft können wir doch mehr steuern als wir meinen.

Es gibt noch so viele Möglichkeiten der Energieeinsparung, damit wir weiter brennen und mit Leuchtkraft nach vorne gehen. Statt auszubrennen. Aber diese vier Fragen helfen schon mal, oder?!

1. Was lasse ich weg?
2. Wie tue ich etwas?
3. Wo mache ich es?
4. Mit wem?

Klasse. Wir haben eine Menge Energie eingespart. Das ist schon mal gut. Wir haben also noch Energie im Tank und können damit weiterfahren. Und zwar direkt zur nächsten Tankstelle, damit wir wieder richtig angefüllt werden mit Energie und Leuchtkraft.

Also, Beine hoch und weiter geht's.

14

Die besten Tankstellen für viel Energie

Ich fühle immer noch den Stress und die Unruhe.

Gestern besuchten wir nämlich eine gute Freundin und ihren Mann. Wir wollten als Ehepaare einen Nachmittag gemeinsam verbringen. Als wir wieder nach Hause fuhren, war ich fix und fertig.

Ich spürte eine Unruhe in mir. Und fast ein schlechtes Gewissen, dass wir die kostbare Zeit dieser Freundin vergeudet haben. Zumindest wollte mir das eine innere Stimme einreden. Dabei waren sie es, die uns eingeladen hatten. Trotzdem wurde ich das Gefühl nicht los, dass unserer Freundin unser Besuch zu viel war.

Noch ein Besuch.
Noch mehr zu tun.
Wieder keine Zeit für sich selbst.

Immer wieder sprach sie offen oder gab zwischendurch weitere Anzeichen, dass sie einfach zu viel zu tun hat. Zu viele Gäste. Zu viele Aufgaben. Zu wenig Zeit für sich. Und das, während ihre Gäste zu Besuch waren. Kein schönes Gefühl als Gast.

Warum schreibe ich das hier? Weil es mich ärgert. Und weil ich glaube, dass wir (du und ich) genauso in der Gefahr stehen wie unsere Freundin. Wir haben nämlich viele Gemeinsamkeiten. Zumindest gehe ich einmal davon aus, dass auch du dich mit ihr identifizieren kannst. Denn unsere gestresste Freundin will vor allem doch eines:

Sie möchte Menschen helfen. Einen Beitrag leisten. Nicht immer nur an sich denken, sondern etwas Gutes für andere tun. Sie ist hilfsbereit, übernimmt Verantwortung für andere Menschen, ist engagiert. Erkennst du dich in dem letzten Satz ein bisschen wieder?

Natürlich willst du ebenfalls eine Hilfe für andere sein, nicht wahr? Du willst, dass andere Menschen von dir und deiner Geschichte profitieren. Du willst einen Beitrag leisten. Und genau hier ist die Gefahr:

Wenn wir nicht aufpassen, dann wird dieser Wunsch zu einem Getriebensein. Ein Trieb, der uns von innen aushöhlt. Dann kann es sein, dass die Menschen nicht mehr uns brauchen sondern wir sie. Seien wir doch ehrlich: Wir brauchen die Hilflosigkeit anderer, damit wir Hilfe anbieten können und uns dadurch stark fühlen. Dieses Gefühl der Überlegenheit ist wiederum so gut, dass wir mehr davon haben wollen. Und je mehr wir haben, desto weniger Energie besitzen wir.

Bis wir schließlich anderen Menschen zwar noch helfen, aber ihnen gleichzeitig ein schlechtes Gewissen aufdrücken, dass wir so ausgebrannt sind. Es ist ja schließlich ihretwegen. Das darf nicht sein. Unsere Hilfe und unser Beitrag darf nie mit dem schlechten Gewissen der Geholfenen bezahlt werden!

Wie wir helfen können und trotzdem entspannt bleiben

Was ist denn jetzt die Lösung? Dass wir nur noch an uns denken und keine Hilfe mehr anbieten? Gehen wir dazu noch einmal zur Bekannten zurück. Warum habe ich mich so über sie geärgert? Sie hatte uns eingeladen, obwohl sie eigentlich nicht die Zeit oder die Kraft dazu hatte. Diese Kombination hat mich geärgert. Als Formel könnte man schreiben:

Helfen + keine Kraft und Energie dazu = Frust.

Dieser Frust wird dann noch bewusst oder unbewusst als schlechtes Gewissen auf die anderen übertragen. Meine Frau und ich hätten mehr als Verständnis dafür gehabt, wenn sie uns wieder ausgeladen hätte. Eine Erklärung am Telefon hätte gereicht. „Ich bin momentan echt kaputt und es wäre mir zu viel." Wir haben sogar extra noch mal nachgefragt, weil wir ihren Stresslevel kennen. Aber sie wollte es. Und war doch genervt.

Was ist denn jetzt die Lösung? Auf jeden Fall keine einfache. Denn es spielen so viele Faktoren mit hinein.

- Unsere Prägung, dass Ruhe und Nichtstun nur bei den faulen Nachbarn zu finden sind.
- Innere Stimmen, die uns antreiben und nicht zulassen, dass wir auch mal Nein sagen.
- Der falsche Glaube, Gott braucht uns. Immer und zu jeder Zeit.
- Die Sucht, helfen zu müssen und immer aktiv zu sein. Auch wenn wir das natürlich nie als Sucht beschreiben würden.
- Das schöne Gefühl, auf der Geberseite zu stehen.
- Die Unfähigkeit, die eigenen Grenzen zu erkennen.
- Oder ein ganz anderer Grund, der uns antreibt.

Ohne jetzt auf viele psychologische Faktoren einzugehen und in die Psyche einzudringen, will ich einfach mal ein paar praktische Impulse weitergeben. Der erste Schritt ist: Wenn ich ein Problem lösen will, muss ich es erst einmal erkennen.

So offensichtlich es für andere vielleicht schon ist - uns ist das Problem oft gar nicht klar. Während wir für andere gestresst, gehetzt oder kraftlos wirken, meinen wir immer noch, eine weitere Aufgabe übernehmen zu können. Dieses Phänomen habe ich in meiner eigenen Geschichte schmerzhaft erlebt und sehe es seitdem immer wieder bei anderen. Ok, ok, bei mir natürlich auch immer mal wieder. Deshalb ist es so wichtig, genau hinzuschauen.

Habe ich genügend Kraft und Energie für die Dinge, die ich tun will? Wenn ich mir diese Frage wirklich ehrlich beantworte und zu dem Schluss komme „Ich habe diese Kraft nicht“ - dann ist die Lösung oft schon spürbar nahe. Denn die logische Schlussfolgerung ist doch, dass ich
a) entweder ablehne. Mich abgrenze. Nein sage. Also den Energieverbrauch senke.
b) oder dafür sorge, diese Energie zu bekommen. Meinen Tank auflade. Die Energiezufuhr erhöhe.

Um die erste Lösung ging es in den vorigen Kapiteln. Jetzt wollen wir uns ein paar Möglichkeiten anschauen, wie wir richtig auftanken. Das Ziel dabei ist immer, dass ich für alle meine wichtigen Aufgaben und Termine die nötige Energie habe. Sodass ich jeden Besuch gelassen genießen kann. Aufgaben entspannt erledige. Und anderen durch meine Hilfe und meine innere Gelassenheit wirklich Gutes tue.

Steige immer erst aufs Fahrrad, bevor du losfährt

Ich muss an einen Mann denken. Gehetzt und verschwitzt rennt er die steile Straße runter und schiebt dabei sein Fahrrad neben sich her. Als ihn jemand anspricht, ob sein Fahrrad kaputt sei, keucht er: „Nein. Ich bin nur sehr in Eile und hab keine Zeit aufzusitzen."

Ist das nicht verrückt? So dumm ist doch keiner, oder? Naja, wenn wir ehrlich sind ... Diese paar Sekunden zum Aufsitzen hätten dem guten Mann viel Schweiß und Zeit erspart. Wenn er sich nur die Zeit dazu genommen hätte. Jemand sagte einmal:

„Entspannen sollte man immer dann, wenn man keine Zeit dazu hat."

Es ist einfach fatal zu meinen, wir könnten uns nicht die Zeit zum Auftanken nehmen. So funktioniert das Leben nicht. Irgendwann bleibt jedes Auto stehen, wenn es nicht zur Tankstelle gesteuert wird. Dieser Abstecher, runter von der Straße, muss einfach sein. Und wenn wir schon beim Autofahren sind, dann können wir auch gleich noch einen weiteren Vergleich ziehen.

Getankt wird immer vorher.

Der Motor lässt nicht mit sich verhandeln. Er will erst den Sprit haben, dann wird er auch laufen. Nie umgekehrt. Versuchen wir es andersrum, geht der Motor kaputt. Erst muss unser Tank gefüllt sein, d a n n können wir auch gefüllt und erfüllt alle Aufgaben erledigen. Getankt wird immer vorher.

So hast du ein gutes Tankmanagement

Neulich wurde ich auf der Autobahn nervös. Der Tank war schon erschreckend leer und keine Tankstelle in Sicht. Dabei wollten wir doch rechtzeitig zum Konzert kommen, in dem unsere Töchter mitspielten. Es musste einfach bald eine Tankstelle kommen. Aber es kam keine.

Glücklicherweise haben wir es noch bis zum Konzert geschafft und am Ziel auch noch eine Tankstelle gefunden. Aber es war knapp. Dieser kleine Adrenalin-Schock hat mich daran erinnert, dass wir immer damit rechnen sollten, nicht zu jeder Zeit auftanken zu können. Manchmal gibt es einfach ausgefüllte Zeiten, in denen wir gefordert sind. Durststrecken ohne Tanken. Aufgaben, die erledigt werden müssen. Stressigere Phasen.

Damit wir auch dann noch entspannt und energiegeladen sind, brauchen wir ein gutes Tank-Management. Am besten ist es, wenn wir immer genügend Reserve haben. Nie in den roten Bereich kommen.

Erinnerst du dich noch an den Referenzpunkt? Im Kapitel über das persönliche Qualitätsmanagement ging es darum, dass wir einen Referenzpunkt brauchen. Nur dann können wir die Qualität bestimmen. Mein persönlicher Referenzpunkt für den vollen Tank ist folgender: Mein Tank ist immer dann genug gefüllt, wenn der Jahresurlaub ein Luxus ist.

Was ist Luxus? Es ist eine schöne und angenehme Sache, die wir aber nicht unbedingt brauchen. Wir sind nicht darauf angewiesen. Ein Nice-to-have. Aber es ginge auch ohne. Wenn ich zu jederzeit so stark gefüllt bin, dass ich auf diesen Jahresurlaub verzichten könnte (zumindest, um dadurch aufzutanken), dann bin ich gut aufgestellt. Damit das passiert, müssen wir genügend Energie-Tankstellen kennen. Also alles, was dir gut tut.

Aktivitäten, die deine Last erleichtern.
Pausen, die dir neue Kräfte verleihen.
Zeiten, die deine Leuchtkraft verstärken.

Nun musst du natürlich nicht immer voll auftanken. Das kostet ja schließlich Zeit. Aber oft reichen ja auch kleinere Füllungen aus. Die Portionen könnte man folgendermaßen aufteilen:

S-Stationen: Dies sind 2-30 Minuten, die du mehrmals täglich in deinen Alltag einbauen kannst. Kurze Ruhepausen, Dehnübungen, Mini-Meditationen. Kleine Pausen mit großer Wirkung. Wir müssen nicht immer den ganzen Tank füllen. Viele kleine Einzahlungen sind genauso wertvoll wie eine große. Oft sogar besser.

M-Stationen: Auch Medium-Füllungen können wir in unseren normalen Alltag einbauen. Erholungspausen und Aktivitäten, die 30 Minuten oder auch mal 2-3 Stunden benötigen.

- Ein heißes Bad mit angenehmer Musik.
- Ein längerer Spaziergang.
- Der Saunabesuch.
- Das Treffen mit einer Freundin.
- Zwei Stunden ruhiges Stöbern in der örtlichen Buchhandlung.
- Der Skat-Abend mit Freunden.
- Ein Hobby. Sportverein. Ehrenamt.

Wichtig ist dabei, dass es wirklich eine Tankstelle ist und kein weiteres Stresspotential. Denn auch ein Hobby und Sport können uns zusätzlich unter Druck setzen.

L-Stationen: Hier geht es um Aktivitäten, die bis zu einem Tag dauern können. Eine Fahrradtour, der Segeltörn, einen ganzen Tag im Wellnessbad. Oder auch einfach nur mal den ganzen Tag auf dem Sofa liegen. Lesen, dösen und so richtig entspannen. Ja, auch das Chillen und längere Nichtstun kann mal so richtig gut sein.

XL-Stationen. Die meisten Burnout-gefährdeten Menschen arbeiten auf diese XL-Stationen hin. Ein Kurzurlaub oder gar der Jahresurlaub, auf den man sich schon sechs Monate vorher sehnsüchtig freut. Und da diese Tankstelle ja „bald“ ansteht, kann vorher mit gutem Gewissen fröhlich mit vollem Gas weitergefahren werden. Meist kommt man dann jedoch so leer an, dass die im Verhältnis zum leeren Tank gesehene kurze Zeit des Auftankens nicht ausreicht.

Kennst du das auch, dass du dann im Urlaub erst mal so richtig kaputt bist und 1-2 Wochen benötigst, damit du überhaupt wieder etwas zu Kräften kommst? Meist kommst du dann zwar ein wenig entspannt zurück, aber du hat das Gefühl, es hat nicht ausgereicht. Nach einer Woche Alltag drückt sich das Gefühl auf, du wärst nie wirklich im Urlaub gewesen.

Deshalb bin ich ganz begeistert von meinem Referenzpunkt: Mein Tank ist ständig so gefüllt, dass der Jahresurlaub ein Luxus ist, den ich natürlich gerne nehme. Aber nicht unbedingt brauche, um aufzutanken.

Nur um nicht falsch rüberzukommen. Dieser gefüllte Tank ist mein Referenzpunkt. Daran messe ich die Entspannungs-Qualität meines Lebens. Aber das heißt natürlich nicht, dass ich ihn immer erreiche. Also lass uns gegenseitig immer wieder liebevoll in den Allerwertesten treten und uns daran erinnern, dass das Leben mehr ist als Hetzen und Stressen.

17 praktische Tankstellen für mehr Energie

Zum Schluss des Kapitels will ich dir konkrete Möglichkeiten zum regelmäßigen Auftanken mitgeben. Tankstellen, die du täglich, wöchentlich oder monatlich in deinen Alltag einbauen kannst. Vielleicht hast du ja noch ganz andere Ideen? Nimm dir deshalb am besten gleich anschließend zehn Minuten Zeit und schreibe deine eigenen persönlichen Tankstellen auf. Was tut dir wirklich gut? Worauf würdest du dich freuen, wenn du diese Tankstelle morgen in deinen Tag einplanen würdest?

Je mehr und konkretere Tankstellen du für dich definierst, desto höher ist auch die Chance, dass du sie anfährst. Mein Tipp: Schreibe dir aus dieser Liste einmal 5 Favoriten heraus und entscheide dich dann, mindestens EINE Übung in den nächsten 24 Stunden umzusetzen.

1. Aufs Sofa setzen und einmal ganz bewusst ruhige Musik hören und sich auf die einzelnen Instrumente konzentrieren.
2. Bei schönem Wetter einen Klappstuhl mitnehmen und sich an einen See oder Fluss setzen.
3. Ein heißes Bad nehmen und die Lieblingsmusik hören.
4. Ein Saunabesuch oder Wellnesswochenende.
5. Einen Tag Urlaub nehmen und sich für diesen Tag aus dem Alltagsleben herausziehen.
6. Telefon abstellen und mal so richtig ausschlafen.
7. Gaanz langsam spazieren gehen. Einen Schritt machen, stehen bleiben, den Blick aufnehmen, einen weiteren Schritt machen.
8. Power-Nap. Für 15 Minuten kurz einschlafen, aber nicht in die Tiefschlafphase übergehen. Dies kann wie 1,5 Stunden Schlaf wirken.
9. Für 5 Minuten ein Blatt in der Natur studieren oder eine Schnecke beobachten.
10. 30 Minuten Entspannungsübungen.
11. Einen halben Tag in einer Bibliothek verbringen und einfach mal schmökern.
12. Wenn du aus dem Büro kommst, für fünf Minuten stehen bleiben und die Umgebung eingehend wahrnehmen, bevor du dich ins Auto setzt oder weiterläufst.
13. Eine heiße Tasse deines Lieblingsgetränks in einem ruhigen Café.
14. Eine ausgiebige Wanderung.
15. Mit einem guten Buch für eine Zeit in eine andere Welt abtauchen.
16. Tief ausatmen, in den Bauch einatmen und für einige Sekunden anhalten. 10x wiederholen.
17. Ein paar Minuten innehalten und bewusst alle Geräusche und Eindrücke um dich herum wahrnehmen.

Ein kurzer Nebengedanke. Denn in diesem Moment überlege ich, warum ich gerade bei 17 Möglichkeiten aufgehört habe. Vielleicht, weil ich als Jugendlicher immer 17 Kinder haben wollte?! Ehrlich, das war mein Traum. Gott weiß, warum ich gerade auf die Zahl 17 kam.

Heute bin ich für zwei Dinge dankbar. Erstens, dass wir zwei wunderbare Töchter haben. Zweitens, dass wir nur zwei wunderbare Töchter haben.

Manchmal ist es gut, wenn der Wunsch ein Gedanke bleibt. Auch das kann eine regelmäßige Tankstelle sein - dass wir uns an dem freuen, was ist. Und uns manchmal von dem verabschieden, was nicht sein soll.

Es gibt natürlich unzählige weitere wertvolle Tankstellen. Das Gute ist: Die meisten sind nicht nur wertvoll und lebensspendend, sondern auch kostenfrei. Ich kann wirklich sehr empfehlen, dieses Thema immer wieder ganz oben auf die Prioritäten-Liste zu setzen. Immer wieder. Denn Erfolg haben wir nicht, wenn wir gut starten.

Erfolg haben wir, wenn wir dranbleiben.

15

So gestaltest du deine Zukunft

Große Aufregung im Wald!

Es geht das Gerücht um, der Bär habe eine Todesliste.
Alle fragen sich, wer denn nun auf der Liste steht. Als erster nimmt der Hirsch seinen Mut zusammen und geht zum Bären.

„Entschuldige Bär, eine Frage: Steh ich auch auf deiner Liste?"

„Ja", brummt der Bär, „du stehst auch auf meiner Liste."

Voller Angst dreht sich der Hirsch herum und läuft weg. Tatsächlich, nach zwei Tagen wird der Hirsch tot aufgefunden.

Die Angst bei den Waldbewohnern steigt immer mehr und die Gerüchteküche brodelt. Wer wohl noch alles auf der Liste steht? Das Wildschwein ist das nächste Tier, das endlich wissen will. Also geht auch das Schwein zum Bären und fragt nach.

„Ja, auch du stehst auf meiner Liste", brummt daraufhin der Bär.

Verschreckt verabschiedet sich das Wildschwein vom Bären. Tatsächlich -

auch das Wildschwein liegt nach zwei Tagen tot im Laub. Nun bricht Panik bei den Waldbewohnern aus. Alle meiden den Bären.

Nur der Hase traut sich.
„Du, steh ich auch auf deiner Liste?", fragt er den Bären.

„Ja, auch du stehst auf meiner Liste!"

„Sag mal, könntest du mich von der Liste streichen?", fragt der Hase.

„Ja klar, kein Problem!", brummte der Bär.

Und so überlebte der Hase. Weil er die richtigen Fragen gestellt hatte.

Ganz klar – es ist nur eine Fabel. Aber der Lerneffekt kann immens sein. Denn die Geschichte erinnert mich, dass ich nicht unbedingt dasselbe Schicksal erleiden muss wie alle anderen.

Ich muss mich nicht passiv meinem Schicksal ergeben. Nein, ich kann meine Zukunft positiv mitgestalten. Ich kann die richtigen Fragen stellen.

Weißt du, was ich so spannend an Geschichten finde? Sie bleiben nicht stehen. Sie verändern sich. Haben Wendungen, Kurven, Überraschungen. Egal, wo wir uns also gerade aufhalten. Unsere Geschichte kann immer anders werden. Und wo wir gerade über Geschichten reden, lass mich gleich noch eine anhängen.

Panik in Russland

Es passierte in Russland. Ein Tourist lieh sich am Wochenende ein Pferd aus und ritt in die Wildnis hinaus. Er genoss die Landschaft, die unendliche Weite, die Schönheit der Natur.

Und er vergaß die Zeit.

Irgendwann ging die Sonne unter und die Dunkelheit legte sich über das Land. Plötzlich wurde ihm bewusst, dass er ganz alleine war. Kein Haus, keine Straße, keine Bahnlinie in Sicht. Er war völlig allein.

Und dann hörte er sie. Wölfe.

Zwei Minuten später sah er sie. Fünf Wölfe liefen auf ihn zu. Der Tourist drehte panikartig um und galoppierte so schnell er konnte in die entgegengesetzte Richtung. Aber die Wölfe waren schneller.

Sie kamen immer näher. Nach ein paar Minuten konnte er ihr Hecheln hören, wie sie ihn gierig verfolgten.

Plötzlich spürte der entsetzte Reiter einen furchtbaren Schmerz in seiner Wade.

Er schrie zu Gott. Und was tat Gott?

Gott sorgte dafür, dass die Geschichte gar nicht wahr ist.

Diese jüdische Geschichte erinnert mich daran, dass mindestens 90 Prozent aller Sorgen und Ängste, die ich mit mir herumschleppe, nie eintreffen.

Meine Sorgen sind meist nur Geschichten und Bilder in meinem Geist, die meine Gefühle jedoch als Realität einstufen und entsprechend reagieren. Aber es ist nicht die Realität. Ist das nicht wunderbar! Wenn immer alles eintreffen würde, vor dem ich Angst hätte, dann wäre ich schon 77 mal gestorben, ich müsste jeden Tag Rosenkohl essen und ich hätte Martina aus der 5. Klasse heiraten müssen.

Die meisten Dinge, vor denen wir uns sorgen, treffen nie ein. Aber auch das Gegenteil ist der Fall. Viele Dinge, die wir uns wünschen, treffen ebenfalls nicht ein. Der Grund liegt nicht darin, dass diese Dinge nicht eintreffen könnten, sondern darin, dass wir nichts unternehmen. Wir belassen es beim Wunsch.

Weil unser Umfeld nicht denselben Wunsch hegt.
Weil die Steine im Weg einfach zu groß sind.
Weil es schon wieder regnet.

Ja, an Ausreden sind wir unwahrscheinlich reich. Im Coaching redet man von Fremdsteuerung. Wir lassen uns von unserem Umfeld, den Mitmenschen und Kollegen fremd-steuern und werden mehr gelebt als dass wir selbst entscheiden. Die Wünsche anderer werden auf uns projiziert und wir erfüllen sie.

Wir sterben, weil wir auf der Todesliste des Bären stehen.

Wie ich der Fremdsteuerung den Rücken kehre

In den letzten Kapiteln ging es um Themen wie Werte leben, Persönlichkeit entwickeln, stark und entspannt werden. All diese Bereiche sind nicht statisch. Es ist nicht so, dass wir die Qualität in einem der Bereiche einmal erreicht haben, und alles ist gut. Nein, vielmehr sind wir in einem ständigen Prozess.

Wir werden entweder gestresster oder entspannter. Wir werden als Persönlichkeit entweder stärker oder schwächer. Unser Leben gewinnt an Reichtum oder wird „billiger". Keiner von uns bleibt genauso wie bisher. Deine und meine Geschichte befindet sich in einem ständigen Veränderungsprozess. Die Frage ist, in welche Richtung sie sich verändert. Deshalb stelle ich mich öfters die folgende Frage:

Gestalte ich gerade meine Zukunft oder zerstöre ich sie?

Ist das nicht fantastisch? Wir haben die Fähigkeit, unsere Zukunft mitzugestalten. Schöpferisch tätig zu werden. Zu schaffen. Und nicht alles dem Zufall zu überlassen. Aber wir können sie auch zerstören. Alles, was ich heute tue, hat direkt oder indirekt Auswirkungen auf meine Zukunft. Die Zukunft ist wiederum die Gegenwart, in der ich morgen lebe.

Vorfreude - ein wunderbares Gefühl. Eine Emotion, die uns stark macht und unsere Lebensqualität steigert. Wie oft hast du dich schon auf etwas gefreut?! Auf das Wiedersehen mit einer guten Freundin. Auf die Pause. Auf den Moment, wenn der Schmerz nachlässt.

Vorfreude auf das Morgen gibt uns Kraft für das Heute.

Und das Gute ist: Gründe zur Vorfreude kann ich verdoppeln. Verdreifachen. Es kommt nur darauf an, was Morgen auf mich wartet. Und das kann ich beeinflussen durch das, was ich heute sage, tue, entscheide.

Von Eben Pagan habe ich den guten Satz gehört:
Das Leben ist schwer, wenn man den einfachen Weg wählt;
das Leben ist einfach, wenn man den schwereren Weg wählt.

Im Grunde wollen wir alle dasselbe:
Wir wollen das Leben am liebsten vereinfachen.
Wir möchten den Schmerz verringern und das Glück steigern.
Wir möchten echt stark und entspannt leben.
Wir möchten eine Geschichte schreiben und andere inspirieren.

Dafür BRAUCHEN wir diesen zitierten Satz.

Wenn ich mein Denken und meine Entscheidungen auf diesen Satz aufbaue, dann wird es mit der Zeit einfacher. Aber wie genau hat Eben Pagan dies gemeint? Der einfache Weg kann folgendermaßen aussehen:

- Wir sehen eine Werbung, spüren das Bedürfnis und greifen sofort zu.
- Wir bekommen vom Chef einen Zuschuss und geben diesen für ein neues Smartphone aus.
- Wir haben Appetit auf das leckere Kuchenstück im Café und greifen zu.

Der einfache Weg ist ganz einfach: Wir wählen immer den momentan einfachen Weg. Wir befriedigen das Bedürfnis sofort. Wir lassen den Ärger sofort am anderen raus. Wir geben dem Appetit schnell nach.

Das Resultat ist allerdings deprimierend. Denn mit der Zeit fühlen wir uns immer schwächer. Wir können immer weniger widerstehen, das Konto scheint immer leerer zu sein und die Hüften werden dafür immer breiter.

Vielleicht sprechen wir dann auch das Gebet der Frau am Jahresanfang: *„Lieber Gott, bitte gib mir dieses Jahr ein dickes Bankkonto und eine schlankere Hüfte. Und bitte bitte, verwechsle es dieses Jahr nicht wieder.“*

Nun, ich finde Beten klasse. Ich bete täglich. Aber für viele Dinge sind wir selbst verantwortlich. Wie dick mein Bankkonto und wie schlank meine Hüften sind, das hängt sehr stark davon ab, ob ich den einfachen oder den schwereren Weg wähle. Anders ausgedrückt: Konsumiere oder investiere ich? Der einfache Weg ist das Konsumieren. Ich konsumiere Dinge, die ich nicht unbedingt brauche, die mir aber eine kurzfristige Befriedigung verschaffen.

Der schwerere Weg ist das Investieren. Ich verzichte auf kurzfristige unnötige Befriedigungen und investiere mein Geld, meine Zeit, meine Ressourcen in Dinge, die mir langfristige Sicherheit, Gesundheit und Entspannung bringen. Das hört sich doch wesentlich besser an, oder? Kommen wir deshalb zum schwereren Weg. Denn der schwere Weg macht später alles einfacher!

Drei Millionen Euro oder nur ein Cent?

Stell dir vor, du hast die Wahl. Entweder du erhältst heute 3 Millionen Euro oder nur einen Cent. Dieser Cent-Betrag verdoppelt sich allerdings täglich für die nächsten 31 Tage. Was würdest du wählen?

Überleg einmal, was du mit 3 Millionen Euro machen könntest! Du könntest dir eine Villa kaufen, die erträumte Weltreise machen und endlich richtig entspannen.

Bei der zweiten Variante hast du erst einmal so gut wie nichts. Du müssest weiterhin auf Vieles verzichten. Nach 10 Tagen besitzt du gerade einmal 5,12 Euro. Nach 20 Tagen etwas über 5.000 Euro. Was ist dieser kleine Betrag im Vergleich zu drei Millionen Euro!!

Aber jetzt kommt es. Nach weiteren 11 Tagen Verdoppelungen besitzt du über 10 Millionen Euro!! Sieben Millionen Euro mehr! Gleichzeitig hast du etwas fundamental Wichtiges gelernt, nämlich den Zins-Effekt.

Darren Hardy schreibt in seinen Buch „The Compound-Effekt" von genau diesem Prinzip. In konkreten Beispielen erklärt er, dass dieser Zins-Effekt auch für alle anderen Bereiche unseres Lebens zutreffen kann.

Kleine, regelmäßige Verzichte bzw. Einzahlungen bringen mit der Zeit hohe Rendite. Das wirklich Gute ist: Dieser Weg muss nicht einmal viel schwerer sein. Es sind gerade die kleinen und geringen Investitionen, die sich mit der Zeit auszahlen.

- Jeden Tag 1500 zusätzliche Schritte gehen.
- Monatlich 5 Prozent von unserem Gehalt langfristig sparen.
- Morgens einen halben Liter Wasser oder Green-Smoothie trinken.
- Einmal pro Woche dem Partner eine Liebesnotiz schreiben.
- Täglich 10 Seiten aus einem guten Buch lesen.
- Auf jeder Autofahrt inspirierende Vorträge und Podcasts hören.

Du hast die Wahl. Entweder du lebst genauso weiter wie bisher. Oder du wirst mit der Zeit ein bisschen nachlässiger. Nur ein bisschen. Es schleichen sich kleine ungesunde Gewohnheiten ein, wie z. B. EIN (weiteres) Glas Wein pro Woche und einmal pro Woche auf der Couch sitzen bleiben statt dem Spaziergang um den Block.

Oder aber du entscheidest dich für das Investieren. Du baust drei kleine Gewohnheiten in deinen Alltag ein. Gehst z. B. eine Stunde mehr pro Woche an die frische Luft, ersetzt einmal pro Tag den Nachtisch oder das Stück Kuchen gegen einen Smoothie. Und du sparst ab jetzt 5 Prozent mehr von deinem Gehalt. In den ersten Monaten würdest du keinen Unterschied feststellen. Nach sechs Monaten macht sich der Unterschied schon bemerkbar. Wenn auch noch recht zaghaft. Aber nach zwei Jahren wird der Unterschied immer größer. Und immer größer.

Du fühlst dich gesünder.
Du bist finanziell entspannter.
Das Leben wird einfacher.

Und das alles, weil du dich dazu entschieden hast, langfristig zu investieren statt zu konsumieren. Du hast den heute etwas schwereren Weg gewählt, aber dafür geht es dir mit der Zeit immer besser. Du lebst stärker, entspannter und einfacher. Ist das nicht ein geniales Prinzip?! So einfach und umsetzbar. Und mit extrem hohen Renditen.

Das Leben ist schwer, wenn man den einfachen Weg wählt;
das Leben ist einfach, wenn man den schwereren Weg wählt.

Natürlich ist es wie bei jedem Impuls und jedem Beispiel: Ausnahmen bestätigen die Regel. Und Ausnahmen gibt es genügend in unserem Leben. Natürlich lässt sich nicht immer alles vorausplanen. Und nicht jede Investition rentiert sich. Nicht jeder, der gesund lebt, bleibt auch gesund. Das Leben hält eine Menge Unvorhergesehenes für uns bereit. Das will ich gar nicht bestreiten. Und auch darauf sollten wir vorbereitet sein.

Trotzdem haben wir eine Verantwortung für unsere Zukunft. Eine Verantwortung für unsere Gesundheit. Eine Verantwortung für unser Leben. Meine Überzeugung ist: Die Zukunft verantwortungsbewusster Menschen sieht meist rosiger aus als die Zukunft derer, denen völlig egal ist, was morgen entstehen kann. Denn was auch immer passiert - verantwortungsbewusste Menschen feiern Triumphe.

So feierst du Triumphe

Triumphe feiern ist etwas Herrliches. Als Kleinkind fingen wir damit an. Nach unseren ersten Schritten strahlten wir so stark, wir hätten eine Banane quer essen können. Und so ging unser Abenteuer weiter. Schritt für Schritt. Eine kleine Reise ins Wohnzimmer, eine nächste Entdeckung in der Küche, und dann der Sieg, die Stufen im Treppenhaus ganz alleine geschafft zu haben.

Ständig haben wir kleine Triumphe gefeiert und immer weiter dazu gelernt. Ohne diese Triumphe wären wir nicht dort, wo wir heute sind. Und auch heute sind diese Triumphe in unserem Leben unbedingt überlebenswichtig.

Damit meine ich nicht die großen Siege wie die Geschäftsführerstelle, der Sieg beim Triathlon oder der erste Platz beim Schönheitswettbewerb. Weitaus wichtiger und auch erreichbarer sind die vielen kleine Siege.

- Der Sieg, eine Woche lang jeden Morgen zuerst einen grünen Smoothie getrunken zu haben.
- Der Triumph darüber, mich heute wirklich auf das Wesentliche konzentriert zu haben.
- Der Sieg, beim nächsten Ausbruch vom Chef innerlich gelassen und entspannt zu reagieren.

- Der Triumph, heute nur EIN Mal die Emails abgerufen zu haben.
- Der Erfolg, gestern sogar Rosenkohl gegessen zu haben. Eben weil er gesund ist.

Triumphe sehen bei jedem von uns anders aus. Und jeder dieser kleinen Triumphe bewirkt zwei Dinge:

1. Wir fühlen uns nach jedem kleinen Sieg stärker und (langfristig) entspannter.
2. Dies wiederum gibt uns Kraft und Mut, einen weiteren Schritt zu wagen und uns wieder etwas mehr zuzutrauen.

Fazit: Unser Selbstvertrauen wächst.

Ein kleines Beispiel. Ich war mit meinen Töchtern schwimmen und habe es gewagt, die Raketen-Rutsche zu benutzen. Dabei steht man senkrecht auf der Abschussrampe und wartet, dass unter den Füßen der Boden weggezogen wird und man nach unten fällt, um dann über ein Looping durch die Rutsche zu jagen. Manche Erfahrene mögen lächeln, aber für mich hat es Überwindung gekostet. Bin halt doch nicht der Mutigste. Aber ich habe es bewusst gemacht, weil ich die Gelegenheit nutzen und über meinen Schatten springen wollte.

Naja, und vor meinen Mädchen wollte ich natürlich auch als Held dastehen. Wenigstens ein kleiner Held. Meine Güte, was habe ich mich anschließend gut gefühlt. Es war ein kleiner Schritt aus meiner Komfortzone. Aber das war für den Tag schon gut genug.

Solche alltäglichen Triumphe sind es die unser Leben reicher machen, das Innenleben entspannter und unser Rückgrat stärker. Mein Wunsch für dieses Buch ist, dass du immer wieder kleine Schritte gehst und Triumphe feierst.

So wie Bill Wilson sagte:

„Wenn du Dinge sehen willst, die du vorher noch nie gesehen hast, musst du Schritte gehen, die du vorher noch nie gegangen bist.“

Mit diesem Zitat geht es nun auf den Höhepunkt des Buches zu. Den Königsweg. Der Zweck, warum es überhaupt gut ist, dass wir entspannt bleiben, stark leben und immer wieder in uns selbst investieren.

Denn jetzt geht es darum, wie du wirklich reich leben kannst.

Und eine Geschichte schreibst, die andere inspiriert.

16

So lebst du wirklich reich

Armut ist nicht attraktiv.

Da sind wir uns einig, oder? Weder du noch ich wollen wirklich arm sein. Und wenn wir es doch sind, dann träumen wir davon, diese Phase des Lebens so schnell wie möglich hinter uns zu lassen. Wir träumen davon, mehr zu haben. Mehr Reichtum. Mehr Sicherheit. Mehr Freiheit. Dafür weniger Sorgen, weniger Hunger, weniger schlaflose Nächte.

Wenn wir diesen Reichtum dann besitzen, macht sich ein interessantes Phänomen bemerkbar. Unser Hunger ist nicht gestillt. Wir wollen mehr. Oder etwas anderes?

In diesem Kapitel geht es um den Königsweg echten Reichtums. Ein Reichtum, der dich reicher macht und andere dazu. Oder andersherum. Ein Weg wie du andere bereicherst, und dich selbst immer reicher fühlst.

„Wie kann man Reichtum denn fühlen?“, denkst du jetzt vielleicht. Nun, an dieser Stelle ist es vielleicht einmal angebracht, sich das Wort genauer anzuschauen.

Gestern hat meine Frau mal wieder gut gekocht. Es gab **reich**lich zu essen. Die Suppe war ange**reich**ert mit herrlichen Gewürzen. Irgendwann war ich so satt, dass es mir wirklich **reich**te. Ich hatte mein höchstes Bauchwohlgefühl er**reich**t. Und so saßen wir anschließend satt und zufrieden in unserem eigenen wohligen **Reich** - unserem Zuhause.

Diese kleine Begebenheit zeigt doch schon, wie oft wir das Wort **reich** benutzen. Und es wird auch klar, dass Reichtum relativ ist. Was dem anderen reicht, ist dem anderen noch lange nicht genug. Jeder erreicht den Level an einer anderen Stelle. Reichlich ist ein Essen dann, wenn wir anschließend satt sind. Relativ, nicht wahr?

Nun, während wir unser Mittagessen zuhause genossen, gingen zur selben Zeit andere Menschen gerade in teure Restaurants, um sich ein Essen zu bestellen, das längst nicht so gut schmeckte wie das meiner Frau. Aber es kostete zehnmal so viel. Auch sie waren anschließend satt und fühlten in bestimmten Körperzonen eine gewisse Zufriedenheit. Nur hat es den Restaurantbesuchern mehr Geld gekostet.

Jetzt mal ehrlich: Ich gehe ebenfalls gerne essen und will hier kein Plädoyer dafür halten, immer nur das Günstigste zu genießen. Ich will auf etwas anderes hinaus, nämlich die Tatsache, dass Reichtum relativ ist. Reichtum hat nicht unbedingt mit der Menge an Geld zu tun, die wir besitzen. Sondern an dem Ergebnis. Der Freiheit, die wir dadurch haben. Die Sattheit, die wir dadurch fühlen. Die Zufriedenheit, die du dadurch genießt.

Das Geld ist dabei nur ein Mittel. Aber eben nur EIN Mittel.

Es ist doch erstaunlich, dass Menschen mit einem Jahresgehalt von 80.000 Euro nicht zufriedener sind als Menschen, die 50.000 Euro im Jahr verdienen. Und die Nachbarn mit einem 150.000 Euro Jahresgehalt erkennt man auch nicht an ihrem breiteren Grinsen.

Nein, die Summe des Geldes, das ist nach mehreren Untersuchungen klar geworden, hat ab einer bestimmten Höhe keine großen Auswirkungen auf unseren gefühlten Reichtum.

Es ist natürlich ein anderes Thema, wenn wir nicht genügend zum Leben haben. Wenn du tatsächlich nicht weißt, wie du die notwendigen Rechnungen bezahlen kannst oder gar Essen für deine Familie auf den Tisch bekommst, dann fühlst du dich womöglich arm. Und das ist verständlich.

Wenn ich allerdings davon ausgehe, dass du hier in der westlichen Kultur lebst, dir dieses Buch selbst gekauft hast und dich in diesem Buch oft wiedererkennst, dann gehe ich einfach mal davon aus, dass deine eigene gefühlte Armut nicht ganz oben auf deiner Problemliste steht. Falls doch, dann helfen dir vielleicht sogar die Impulse in diesem Buch, dass du auch finanziell reicher wirst. Ja, ich bin sogar davon überzeugt, dass die Investition in die eigene Entwicklung, Gesundheit und Persönlichkeit starke Auswirkungen auf die Höhe deines Bankkontos haben kann.

Aber darum soll es hier nicht gehen. Denn ich will ja über den echten Reichtum sprechen. Über den Reichtum, durch den du dich wirklich reich fühlst. Egal, wie viel Geld du verdienst.

Ok, in meinen Augen rede ich hier von dem zweitwichtigsten Reichtum. Dem größten Reichtum, der meiner Meinung nach erst richtig reich macht, sollte ich mal ein eigenes Buch widmen. Nur als Hinweis - es hat mit meinem Glauben an Gott zu tun. Aber versprochen ist versprochen. Das hier ist kein religiöses Buch, in dem es um meinen persönlichen Glauben geht.

Also rede ich hier von einem anderen Reichtum. Ein Reichtum der deine Zufriedenheit noch mehr ansteigen lässt. Der dich satter macht. Ja, vielleicht erkennt man dich dann auch an dem breiten Lächeln im Gesicht. Oder an dem inneren Frieden, den du ausstrahlst.

Nun, wenn du ein paar der Impulse in diesem Buch umsetzt, dann wirst du dich schon allein dadurch reicher fühlen. Wesentlich reicher. Du bist reicher an Gelassenheit, reicher an Zufriedenheit, reicher an den Dingen, die dir wirklich wichtig sind. Denn du lebst deine Werte, befindest dich in deinem Element. Fährst mit einem volleren Tank durch die Gegend.

ABER.

Aber all dieser Reichtum wäre doch ärmlich, wenn wir es dabei belassen und nur du allein etwas davon hättest. Das wäre so, als würdest du dich für eine Party hübsch machen, auf der du die einzige Person bist. Oder du trainierst für einen Wettkampf, an dem nur du teilnimmst. Völlig unsinnig. Anders ausgedrückt:

Wer nur für sich selbst reich werden will, der ist arm dran.

Ja, davon bin ich im tiefsten meiner Seele überzeugt. Wenn wir nur für uns selbst reich werden, sind wir arme Geschöpfe. Ein Spruch sagt: „Wenn jeder nur an sich denkt, dann ist zumindest an jeden gedacht." Ein Satz zum Schmunzeln. Aber kein Satz zum Leben. Noch nicht einmal zum Überleben. Wenn jeder nur an sich denkt, leben wir in einer verarmten billigen Welt, die uns von innen aushöhlt und verhungern lässt.

Und jetzt kommt das Verdrehte. Diese Armut resultiert nicht nur daraus, dass womöglich keiner an mich denkt, sondern dass ich an keinen anderen denke. Ich werde also ärmer, je weniger ich gebe. Egoismus ist in seiner Wesensart zutiefst selbstzerstörerisch und verarmend. Das Verrückte ist: Je mehr Geld wir in unserer westlichen Welt haben, desto verdrehter leben wir eines der wichtigsten Prinzipien. Wir wollen mehr für uns behalten, mehr an uns denken, mehr unser eigenes Glück erreichen. Und je stärker wir nur an uns denken, desto schwächer werden wir. Je reicher wir nur für uns werden wollen, desto verarmter vegetieren wir dahin.

Noch mal zur Erinnerung: Geld ist ein Mittel um bestimmte Bedürfnisse zu stillen.

Mit Geld kann ich meinen Hunger stillen. Aber mit verschenktem Geld kann ich einen Hunger in mir stillen, der genauso real und echt ist wie der körperliche. Geld, das wir im Restaurant ausgeben, kann unseren Hunger stillen. Geld, das wir verschenken, kann unsere Sehnsucht nach Bedeutung stillen.

Reich ist, wer viel verdient.
Noch reicher ist, wer viel behält.
Doch am reichsten ist, wer viel geben kann.

Aber es muss nicht immer Geld sein. Manchmal brauchen unsere Mitmenschen mehr von unserer Zeit. Unserem handwerklichen Geschick. Unserer praktischen Hilfe. Es gibt so viel, was wir geben können.

Das Paradoxe ist: Je mehr wir geben, desto reicher fühlen wir uns. Wir Menschen sind einfach nicht dazu geschaffen, dass wir nur an uns selbst denken und unser eigenes Glück verfolgen.

Craig Kielburger und Iqbal Masih - zwei meiner Vorbilder

Craig war 12 Jahre alt, als er den Zeitungsartikel las. Es ging dort um den pakistanischen Jungen Iqbal Masih, der mit vier Jahren gezwungen wurde, in einer Teppichfabrik Sklavendienste zu verrichten. Sieben Tage die Woche, 12 Stunden pro Tag. Sechs Jahre lang. Bis er eines Tages fliehen konnte. So klein und gebeutelt er auch war, setzte er sich von nun an gegen die illegale Kinderarbeit in Pakistan ein. In den nächsten zwei Jahren hielt er Vorträge, engagierte sich und half mit, dass 3.000 Kinder in Pakistan der illegalen Kinderarbeit entfliehen konnten. Mit 12 Jahren wurde er 1995 ermordet. „Ein kleiner Held. Ein Junge kämpft um Freiheit.“, so heißt der Titel eines Buches über seine Lebensgeschichte.

Über diesen Jungen las Craig in der Zeitung. Er war selbst gerade 12 Jahre alt. Sein Herz brannte, sein Weltbild erschütterte. Anstatt diese Geschichte so schnell wie möglich wieder zu vergessen, begann er zu recherchieren. Dann bat er seine Lehrerin, im Unterricht mit seiner Klasse darüber zu reden. Es sollte nicht bei einem kleinen Referat bleiben.

Gemeinsam mit einigen anderen Kids starteten sie eine Unterschriftenaktion gegen Kinderarbeit in Indien. Im selben Jahr flog der kleine 12-jährige Craig nach Asien, um sich die Situation vor Ort selbst anzuschauen. Die Lawine begann zu rollen.

Heute ist es weltweit die größte Entwicklungshilfeorganisation von Kindern für Kinder. Free the Children betreibt Projekte in ca. 50 Ländern dieser Welt. Millionen von jungen Leuten bauen Brunnen, Schulen und geben Hilfe zur Selbsthilfe für die lokale Bevölkerung.

Viele tausend Kinder helfen mit, dass ihre Altersgenossen in anderen Ländern befreit werden. Genügend zu essen haben. In die Schule gehen können. Und jedes Jahr treffen sich viele Tausend junge Menschen zu einem Motivationsfestival, das von Craig und seinem Bruder Marc Kielburger geleitet wird.

Craig Kielburger war damals ein kleiner 12-jähriger kanadischer Junge. Und doch war er ein ganz Großer. Er war erwachsener als viele von uns. Denn was zeichnet das Erwachsensein aus? Es ist die Verantwortung, die wir übernehmen.

Erwachsene übernehmen Verantwortung. Verantwortung für sich selbst. Aber auch Verantwortung für andere.

Darin ist mir Craig ein großes Vorbild. Ich bekomme Gänsehaut, wenn ich seine Ansprachen höre. Ich werde bewegt, wenn ich wieder einmal sein lesenswertes Buch „Befreit die Kinder“ in die Hand nehme. Und ich werde erinnert, dass auch ich als ganz typischer normaler Alltagsmensch einen Unterschied machen kann.

Du und ich - wir können einen Unterschied machen. Wir können in unserer kleinen Welt ein Held sein.

Darf ich ehrlich reden? Ich wollte im letzten Kapitel eigentlich viel stärker auf die Armut der Welt hinweisen. Ich wollte aufrütteln und uns alle daran erinnern, dass es in dieser Welt unzählig viele Schicksale von Armut gibt, die wir uns nicht einmal vorstellen können.

Wenn ich an den Mann in Nordkorea denke, der vor Hunger die lebende Ratte in sich hineinstopft. Oder das kleine Mädchen in Thailand, das von ihrer eigenen Mutter für fünfzig Dollar ins Bordell verkauft wird. Oder die Millionen von Menschen, die gerade jetzt barfuß in den Slums dieser Welt in Urin und Dreck nach etwas Essbarem suchen. Nicht zu vergessen die vielen tragischen Schicksale in unseren eigenen Städten und Nachbarschaften.

Und wir regen uns auf, wenn wir gerade mal keinen Parkplatz finden.

Ja, ich könnte jetzt versuchen, uns beiden ein schlechtes Gewissen zu machen. Oder das Kapitel nutzen, damit wir aus Mitleid etwas abgeben oder tun. Aber wäre das der Königsweg?

Ich glaube der Königsweg verläuft dort, wo wir einen Beitrag leisten, weil es unserem eigenen Leben Bedeutung gibt. Wir beschenken, weil wir selbst dadurch reicher werden. Wir kämpfen um und für andere, weil wir dadurch selbst das Glück des Sieges schmecken. Unser Motiv kann vielleicht aus Mitleid resultieren, aber es sollte niemals aus dem schlechten Gewissen kommen. Der beste innere Drang ist, wenn wir davon überzeugt sind dass Geben reicher macht als nehmen.

Tief in uns steckt der Hunger, ein Held zu sein. Diesen Hunger stillen wir nicht, indem wir nur für uns kämpfen. Ein Held kämpft für andere. Setzt sich für die Mitmenschen ein. Er gestaltet nicht nur seine Zukunft, sondern auch die Zukunft anderer.

Und das fängt im Kleinen an. Im Alltag.

- Wenn wir uns am Arbeitsplatz an die Seite des gemobbten Kollegen stellen.
- Wenn wir in einer Besprechung das Rückgrat besitzen und notwenige Themen ansprechen, auch wenn dies für uns zum Nachteil werden könnte.
- Wenn wir bei einer Veranstaltung auf den schüchternen Mann zugehen, der so verloren dasteht.
- Wenn wir einen Teil unserer Freizeit nutzen, um Menschen in Not zu helfen.
- Wenn wir auf das zweite Smartphone verzichten und stattdessen ein Patenkind in Indien finanzieren.
- Wenn wir anfangen, Verantwortung zu übernehmen. Nicht nur für uns, sondern für andere. Dazu noch eine letzte Geschichte.

Ein wahres Erlebnis von Craig Kielburger und seinem Bruder Marc: Gemeinsam mit einigen anderen jungen Helfern flogen sie nach Ecuador. Hoch in den Bergen befand sich ein Dorf, das nur über einen kleinen Bergpfad zu erreichen war.

Dort oben wollten sie eine Schule bauen. Aber es gab ein Problem.

Sie konnten nur mit Maultieren das Baumaterial nach oben bringen. Gleichzeitig mussten die Maultiere aber auch wieder ins Tal marschieren. Das Team wurde nervös, weil sie in ihrem Zeitplan immer weiter nach hinten fielen. Konnten sie es überhaupt noch schaffen, die Schule zu bauen? Die Flugtickets nach Hause waren gebucht, die Zeit rannte ihnen davon.

In ihrer Not gingen sie zur Dorfältesten und erklärten ihr mit Hilfe eines Übersetzers das Problem. Ihnen blieb kaum noch Zeit. Was tun? Sie wollten doch die Schule noch zu Ende bauen. „Kein Problem, ich werde eine Minga ausrufen", beruhigte die alte Frau diese jungen Leute. Und ohne ein weiteres Wort verließ sie ruhig die Hütte.

Craig und seine Freunde waren verwirrt. Hatten sie die alte Frau beleidigt? Oder hatte sie nicht richtig verstanden, worum es ging? Und dann sahen sie, was die Frau tat. Sie stellte sich vor ihre Hütte und rief so laut sie konnte: „Morgen wird es eine Minga geben". Das war's. Mehr tat sie nicht.

Die anderen Dorfbewohner schienen es gar nicht gemerkt zu haben. Nichts passierte. Enttäuscht und frustriert ging das Team an diesem Abend schlafen. Sie hatten versagt. Die Schule würde nicht fertig werden.

Am nächsten Morgen erwachten Craig und seine Freunde und konnten ihren Augen nicht trauen. Hunderte von Menschen standen auf dem Dorfplatz. Sie waren von überall gekommen. Männer hatten ihre Arbeit auf dem Feld verlassen und sich auf den Weg gemacht. Frauen trugen ihre Babys auf dem Rücken, Kinder guckten Craig mit großen Augen an. Sie alle waren bereit, die Schule zu Ende zu bauen.

Manche waren die ganze Nacht gewandert. Andere kamen aus Nachbardörfern, die nur zwei oder drei Stunden Fußmarsch entfernt waren. Aber sie waren alle gekommen, um die Schule zu bauen.

Innerhalb von Stunden konnte dieses riesige Team zu Ende bringen, wofür Craig und seine Freunde Tage oder gar Wochen gebraucht hätten. Nachdem die Schule fertig gebaut und feierlich eingeweiht war, verschwand die Menge wieder so still, wie sie gekommen war. Das also war eine Minga.

Craig und seine Freunde waren ekstatisch. Das war mit Abstand das großartigste Erlebnis, das sie je gehabt hatten. Eine Minga.

Eine Minga war ein Aufruf zum Handeln. Eine alte lateinamerikanische Tradition. Sie bedeutet, dass alle zusammenkommen, um sich für das Wohl der Gemeinschaft einzusetzen.

Diese Tradition basiert auf der Überzeugung, dass Erfolg nie ein individuelles Streben ist. Erfolg ist immer eine Gemeinschaftssache. Echter Erfolg ist immer ein Gewinn für viele.

Echter Erfolg wird immer von mehreren erreicht.

Egal, wie viele Freunde wir haben und wie extrovertiert oder eher schüchtern wir sind. Du und ich sind Teil einer größeren Gemeinschaft. Wir sind für das Miteinander geschaffen. Ob wir nun Dorf an Dorf wohnen oder viele Stunden voneinander entfernt leben. Ob in Indien, Europa oder Oberstdorf. Wir sind eine große Gemeinschaft. Und wir können nur gewinnen, wenn wir uns füreinander einsetzen.

Wer nur für sich selbst reich werden will, ist arm dran.

Das glaube ich. Deshalb habe ich dieses Buch geschrieben. Um dich und mich ein Stück zu beschenken. Damit durch unsere Geschichte auch noch andere profitieren. Weil wir nicht nur für uns selbst stark und entspannt leben, sondern damit wir Kraft und Energie haben, um einen Beitrag zu leisten. Ein Mehrwert für die Gemeinschaft sind.

Damit wir ein Leben leben, das andere bereichert und Spuren hinterlässt.

Und mit unserem Leben eine Geschichte schreiben, die andere inspiriert.

17

Jetzt geht's los

Du bist fast fertig mit diesem Buch. Damit hast du mir eine große Ehre erwiesen. Und dir einen Gefallen getan.

Mein Wunsch ist, dass du einige Impulse aus dem Buch umsetzt, in einem Jahr zurückblickst und sagst: „Das waren echt starke und entspannte zwölf Monate."

Damit das passiert, sind natürlich viele kleine Schritte wichtig. Du weißt schon. „Wenn du Dinge sehen willst, die du vorher noch nie gesehen hast, musst du Schritte gehen ..."

Bei diesen Schritten möchte ich dir gerne helfen. Und zwar auf drei unterschiedliche Weisen.

1. Regelmäßige E-Mails mit Impulsen

Auf meiner Webseite **www.inspiriere.de** kannst du dich kostenlos in meinen Verteiler eintragen. Du bekommst dann regelmäßig kurze E-Mails und Impulse zugeschickt, damit du am Ball bleibst.

Aus eigener Erfahrung weiß ich, dass ein Buch oder Thema schnell vergessen ist. Deshalb sind regelmäßige Erinnerungen und Inspirationen eine große Hilfe. Denn nicht das großartige Starten bringt den Erfolg, sondern das stetige Dranbleiben.

2. Audioimpulse über den kostenlosen Podcast

Das Gute an Podcasts ist, dass du diese überall anhören kannst. Im Auto, beim Sport, während des Bügelns. Du bist nicht wie beim Radio an die genaue Sendezeit gebunden, sondern kannst die Sendungen auch später noch anhören.

In meinem Audio-Podcast spreche ich regelmäßig über Themen, die für dich und deine Geschichte relevant sein können. Diese Audioaufnahmen sind besonders für diejenigen interessant, die ihre eigene Geschichte stark weiterschreiben UND damit auch andere Menschen inspirieren wollen.

In den ersten Episoden greife ich die Themen dieses Buches auf. Du kannst dir sozusagen das Thema des Buches noch einmal über das Ohr zu Gemüte führen.

Den Podcast findest du ebenfalls auf meiner Webseite **www.inspiriere.de/podcast-hoeren/.** Besser noch: Du lädst dir mit deinem Smartphone eine Podcast-App herunter und abonnierst den Podcast. Du findest ihn, wenn du nach „inspiriere" oder „Johannes Schulte" suchst.

3. Live Impuls-Vortrag

Ein Buch wie dieses kann viele Informationen liefern. Emotionen provozieren. Gedanken anstoßen. Noch mehr schafft dies allerdings ein lebendiger und fesselnder Vortrag. Deshalb inspiriere ich Menschen am besten durch einen kurzweiligen, authentischen und humorvollen Vortrag. Ob bei einem Jubiläum, auf einer Konferenz oder einer extra dafür organisierten Veranstaltung.

Abhängig von der Zeitvorgabe biete ich die Themen dieses Buches in Vortragsform an. Als 20-minütige Keynote, als 70-minütigen Vortrag oder auch als dreistündiges Seminar.

Vielleicht ist es einer deiner nächsten Schritte, dass du solch ein Event anregst oder mich für eine anstehende Veranstaltung vorschlägst? Damit hilfst du weiteren Menschen, sich stark und entspannt aufzustellen und von den Inhalten zu profitieren.

Wenn du das Event nicht selbst organisierst, kann du deinem Vorgesetzten oder dem Veranstalter zum Beispiel eine Ausgabe dieses Buches schenken und einen Vortrag vorschlagen.

Gerne können wir auch gemeinsam überlegen, wie wir solch eine Veranstaltung zusammen organisieren.

Kontaktiere mich am besten über die Webseite:

www.inspiriere.de

Und das sagen Teilnehmer des Vortrags

„Toller, kurzweiliger Vortrag. Punkte mit Hand und Fuß. Habe sehr viele Impulse aufgenommen. Beim nächsten Mal werde ich mitschreiben! Vielen Dank!"
T. Lange, Düsseldorf

„Ein sehr gelungener Vortrag mit vielen neuen Inspirationen fürs Leben."
D. Kaufhardt, Kempen-Tönisberg

„Mir hat der Vortrag sehr gut gefallen. Er war lebendig, spannend und leicht verständlich aufgebaut. Der Funke des Staunens und der Begeisterung ist übergesprungen! Vielen Dank."
F. Rustler, Ratingen

„Anschaulich. Kurzweilig. Informativ. Sympathischer Referent mit angenehmer Stimme."
K. und M. Urban, Mülheim

„Sehr hilfreich, aufschlussreich und interessant."
M. Hagel, Lintorf

„Ein lebhafter, interessanter Vortrag mit lebensnahen Beispielen. Vielen Dank für den interessanten und kurzweiligen Abend."
F. Paul, Ratingen

„Toller lockerer und mitreißender Vortrag."
F. Kunde, Düsseldorf

Diese kleine Übersicht fasst noch einmal kurz zusammen, worum es in diesem Buch geht. Wenn du ein paar Impulse umsetzt, dann lebst du wesentlich gewitzter. Cleverer. Weiser.

Die Übersicht hilft dir, die wichtigsten Stichpunkte schnell wieder in Erinnerung zu rufen. Zum Beispiel für den nächsten Reflexionstag. Oder das Morgenritual, an dem du dich an das Wichtigste erinnerst:

Was sind deine Werte?
Wer bist du und zu wem willst du werden?
Wie tankst du regelmäßig auf?
Wie gestaltest du deine Zukunft?

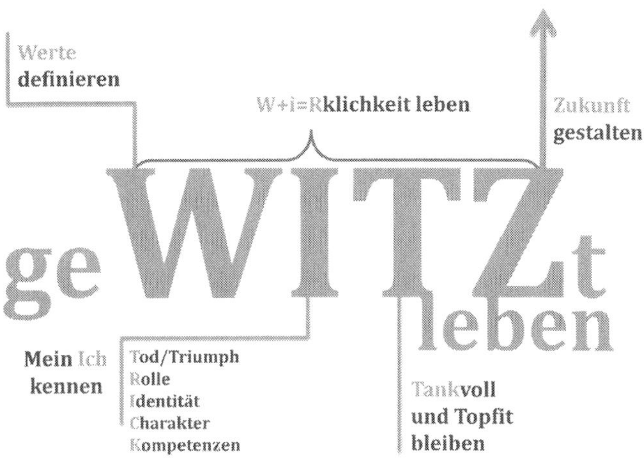

Printed in Great Britain
by Amazon

46268414R00088